ナラティヴでみる看護倫理

〜6つのケースで感じるちからを育む〜

編集 鶴若　麻理　聖路加看護大学
　　　麻原きよみ　聖路加看護大学

南江堂

執筆者一覧

● 編集

鶴若　麻理	つるわか　まり	聖路加国際大学 倫理学・生命倫理
麻原きよみ	あさはら　きよみ	聖路加国際大学 地域看護学・公衆衛生看護学

● 事例提供・執筆〔五十音順〕

麻原きよみ	あさはら　きよみ	聖路加国際大学 地域看護学・公衆衛生看護学
小野若菜子	おの　わかなこ	聖路加国際大学 看護学研究科 在宅看護学
倉岡有美子	くらおか　ゆみこ	日本赤十字九州国際看護大学 看護管理学
千吉良綾子	ちぎら　あやこ	東京慈恵会医科大学 看護学科
津田　泰伸	つだ　やすのぶ	聖マリアンナ医科大学病院 看護部
鶴若　麻理	つるわか　まり	聖路加国際大学 倫理学・生命倫理
二見　典子	ふたみ　のりこ	一般社団法人 いいケア研究所

序文

　看護学生，大学院生，臨床で働く看護師の方々から，「倫理ってむずかしいですね」「どうやって取り組んだらいいのですか」などとよく言われてきた．とくに看護師の継続教育や大学院教育では，方法論を教えてほしいとの要望も多く，倫理的問題を分析するシートや枠組みの使い方を講義してきた．その度に「本当に，これでいいのか？」と悩んできた．実際，倫理に関する分析シートの学習を希望していた人でも，学習後「あぁ，これだ！」という手ごたえはないことが多く，ますます悩みを深めていた．

　編者の1人の麻原との対話のなかで，原則や系統的な分析も重要ではあるが，かかわり合う人々の主観に注目する視点から看護実践の倫理を考えることの重要性，まさに本書のコンセプトである「ナラティヴ」（語り，物語）にたどりつくことができた．本書では，従来の臨床倫理のアプローチである原則や系統的な手続きに基づく分析のような問題解決的な思考に重きをおいてはいない．むしろ，看護実践の場で生じる倫理的課題に気づくちからや感性を育むことに重きをおいている．倫理的課題を特定して分析し解決していくことは重要であるが，まず日常の看護実践のなかで倫理的課題に気づくことができなければ，倫理にかなう看護を実践することにはつながらないだろう．

　本書では，倫理的課題に気づくちから――倫理的感受性を育むために，「1人称のナラティヴ」に注目する新しい試みを皆さんに提示している．なぜ新しいのか．看護実践における「ナラティヴ」の活用というと，多くの皆さんは患者や家族の語りを聴くアプローチが浮かぶだろう．しかし，本書ではそういう手法はとっていない．

　本書の6つのケースでは，事例提供者が困った，割り切れないと思う場面を含むケースを提示し，看護師自身，家族，同僚などのナラティヴを実際に書いている．看護師が自らのナラティヴを書くことに注目したのは，どのような意図があってそのケアを実践しているのか，その背景，意識や態度があらわになると考えたからである．また，家族や同僚のナラティヴを書いてみることは，かかわり合う人々の思いや振る舞いを，その人の立場で理解する一助となるのではないかと思ったからである．

　私自身，本書を執筆するにあたり「1人称のナラティヴ」を書いてみたが，その過程はいま思い出してもとても楽しかった．麻原と二人で「看護師のナラティヴ」「家族のナラティヴ」を書いては，私がこの言葉を発した背景や意図は何か，患者は看護師のどの言葉に反応し，どのような表情が印象に残るのかなど，書いていくプロセスの中での気づきや，私たち自身の変化を感じつつ，今までにない新たな発見であった．

　本書のようにナラティヴを書くのは，時間がかかり，多忙な臨床現場ではむずかしいことかもしれない．また1人称で書くことも，すぐにはできないかもしれない．まずは本書の6つのケースを読み，「ナラティヴ」の世界を皆さんには感じてほしい．本書を通して，看護師になろうとする皆さん，大学院生の皆さん，看護師の皆さんが，ナラティヴの世界の扉をひらき，真の意味での「よりよい看護実践とは何か」を考える一助となることを願ってやまない．

2013年11月

編者を代表して
鶴若麻理

ナラティヴでみる看護倫理
~6つのケースで感じるちからを育む~

目 次

I章 なぜ「ナラティヴ」に注目するのか ……………… 鶴若麻理　1
- A．ナラティヴ "感じる" こと ……………… 1
- B．割り切れない思い ……………… 1
- C．倫理とは ……………… 2
- D．倫理にかなう看護実践とは ……………… 3
- E．本書でのナラティヴの活用 ……………… 4
- F．「看護倫理の扉」の取り組みかた ……………… 7

II章 ナラティヴから考える6つの臨床ケース ……………… 9
- **ケース1** 本人と家族との意向のずれ
  ……………… 鶴若麻理・麻原きよみ　10
- **ケース2** 患者の命は誰が決めるのか ……………… 津田泰伸　18
- **ケース3** 眠っているのか，眠らされているのか
  伝えられなかった大切な情報 ……………… 二見典子　26
- **ケース4** 本人と家族，医療者とのはざまで
  利用者の尊厳をどこまで守れるのか ……………… 小野若菜子　34
- **ケース5** 組織の使命を果たすことと
  　　　　　スタッフの安全を守ること ……………… 倉岡有美子　42
- **ケース6** 誰からも信じてもらえない
  生かされなかった看護学生の得た情報 ……………… 千吉良綾子　48

III章 ケースのふりかえり　倫理的課題と今後の行動に向けて
……………… 鶴若麻理・麻原きよみ　57
- A．**ケース1** 本人と家族との意向のずれ ……………… 58
- B．**ケース2** 患者の命は誰が決めるのか ……………… 64

C. ケース3　眠っているのか，眠らされているのか
　　　　　　　　　　　伝えられなかった大切な情報 …………………………… 69
　　D. ケース4　本人と家族，医療者とのはざまで
　　　　　　　　　　　利用者の尊厳をどこまで守れるのか …………………… 73
　　E. ケース5　組織の使命を果たすことと
　　　　　　　　　　　スタッフの安全を守ること ……………………………… 78
　　F. ケース6　誰からも信じてもらえない
　　　　　　　　　　　生かされなかった看護学生の得た情報 ………………… 83

IV章　倫理的感受性を育む「ナラティヴ」　　　　　　　　　　　鶴若麻理　89

　　A. 従来の臨床倫理におけるアプローチ ……………………………………… 89
　　B. ナラティヴ・アプローチ …………………………………………………… 93
　　C. ナラティヴに注目することでみえてくるもの …………………………… 98

V章　看護実践にナラティヴを活用しよう　　　　　　　　　　　麻原きよみ　105

　　A. ナラティヴのちから ………………………………………………………… 105
　　B. 自分のナラティヴを書いてみる …………………………………………… 106
　　C. 患者や家族のナラティヴを書いてみる …………………………………… 107
　　D. グループによるナラティヴ・アプローチ ………………………………… 109
　　E. ナラティヴ・アプローチによる自分の変化を捉えてみよう …………… 113

VI章　環境に働きかけるナラティヴのちから　　　　　　　　　　麻原きよみ　115

　　A. 6つの臨床ケースのナラティヴにみられる組織的問題・社会的要因 …… 115
　　B. 倫理的実践を支援する環境を作る ………………………………………… 116
　　C. よりよい倫理的環境を作るためにナラティヴを活用する ……………… 117

　索引 ……………………………………………………………………………………… 119

I章 なぜ「ナラティヴ」に注目するのか

A　ナラティヴ　"感じる"こと

　　皆さんは,「ナラティヴ（narrative）」という言葉を聞いて, どのようなことを思い浮かべるだろうか. このフレーズ, 一度は耳にしたことがあるだろうか. それとも聞きなれない言葉であろうか.

　　本書では,「私は誰で, どういう立場の人間で, そこで何を見て, 何を感じ, 何を考えたのか」, そういった1人称で綴られた物語「ナラティヴ」に注目してみることにした. そして, "倫理的"な看護実践をめざすために, この「ナラティヴ」を活用するという, 新しく実験的な試みを読者の皆さんに提示したい. 本書のケースのなかの看護師のナラティヴ, 患者のナラティヴ, 家族のナラティヴを読み, あなた自身が何を感じ, 何に感動するのか, そういうことをあなた自身に感じとってほしい. それがナラティヴのちからであり, それこそがあなた自身の認識を変えたり, 看護実践に変化をもたらすものであると, 筆者らは考えている.

　　このような「ナラティヴ」に注目することによって, いままでの見方では記述できなかった語り手の感情や思考の「背景」を考えることができると思っている. 1人ひとりの物語がわかるというのは, 時間に沿って生じているできごとを正確に把握するということだけではなく, 登場人物1人ひとりの心情や行動の背景, その行動が与えた影響などをも理解することではないだろうか. そのとき, 人のしぐさ, 表情, 聞き手が返す言葉や反応, そういったものがいかに重要であるかがみえてくる.

B　割り切れない思い

　　看護師の皆さんから, 次のような言葉がよく投げかけられる.「倫理ってなんだかむずかしい」,「大切なのはわかっているんですが……」,「1つの答えがでないし……」,

「どう考えていいかわからないんです」など.

本書を手にしている皆さんもそう感じているかもしれない.「倫理」という言葉のイメージは,「……あるべき」「……すべきではない」というような,自分や他者の行動を規制するもの,というイメージがまず浮かぶのではないだろうか.

私たちは"割り切れない思い"を感じながら生きている.とくに医療や看護に携わる人々は,日々,人のいのちに向き合いながら,"割り切れない思い"を感じることが多いと思われる.

"割り切れない"とは,問題や状況を割り切れないということと,自分の気持ちや感情が割り切れないという両方の意味がある.臨床で遭遇するケース1つひとつの状況は一筋縄ではいかない,入り組んだ様相を呈している.患者は望んでいるけれど果たしてそれが最善の治療だったのだろうか,家族の意向で治療が進められてしまい,本当によかったのだろうか,この人にはもっと別の支援が必要であろうが,制度上これ以上のサービスを受けられず,私にはどうすることもできない.病棟の人員が不足していて,十分なケアが提供できない,一体どうしたらいいのか.

このように腑に落ちない,釈然としない,もやもやする,すっきりしない,そういう自分の"割り切れなさ"を日々感じながら,看護師は自分が責任をもつ対象の人々の人生に,重大な影響を及ぼす選択や決定に毎日のように直面している.

日々努力を惜しまず,献身的にケアを提供する看護師なら誰もが,このような疑問に悩むことがよくある.真摯に専門職としてかかわろうとすればするほど,悩んでしまう.その"割り切れない思い"をしかたがないこととあきらめてしまっていないだろうか.

"割り切れない"と思うことそれ自体は,ある意味ではもっともなことである.なぜなら倫理は"割り切れない"ものであるし,かつ臨床現場の複雑な事情は一刀両断できるようなものでもないから."割り切れない思い"が生じているのは,どうしてなのか,それは個人だけに起因するような問題なのか,組織に起因するような問題なのか.1人が違和感をもち,おかしいと思うことは,おそらくもう1人,さらに1人と,同じような気持ちを抱く人が必ずいると言ってよいだろう.

なかなかむずかしいことかもしれないが,"割り切れない思い"それは何なのか,そのことをさまざまな角度から考えてみること,それが大切で,本書では1人称で語るという"ナラティヴ"に注目して,この"割り切れない思い"に迫ってみたい.

C 倫理とは

倫理の「倫」という字は,「人々の間」を意味し,「理」はことわり,道理などをさしている.つまり倫理という言葉は「人々の間に成り立つことわり,人と人とのかかわりあう中での守るべき道理」である.こう考えてみれば,倫理とは,1人ひとりがどうあるべきか,何をなすべきなのか,という個人の道徳規範でもあり,かつ人々が

ともに暮らす共同体における規範でもある．具体的な生活のなかで，生きているわたしやあなたの規範，つまりは「べき」を問うことである．私たちはさまざまな人々とのかかわりのなかで生きており，よって倫理は私たちの生活にとって，密接にかかわりをもつ事柄になってくる．

D 倫理にかなう看護実践とは

　なぜ看護に倫理が必要なのか．これは看護実践における倫理を考える上で，もっとも根本的な問いではないだろうか．皆さんは，この本質的な問いをどのように考えるだろうか．

　「看護は害を与える行為である」と，考える人はほとんどいないはずだ．では，看護はよい行いなのだろうか．もし看護がよい行いであるならば，はたして私たちは倫理を考える必要があるのだろうか．よい行いをしたい，よいことを行う目的でした行為だとしても，看護実践の場面でくり広げられるさまざまな行為や決定は，人びとに大きな影響を及ぼすものである．提供する看護に関する知識の有無，看護師の人生観や価値観，看護の対象となる人のライフスタイルや価値観，医師と看護師とのパワーバランス，同僚との関係性，看護が提供される組織の風土などが複雑に絡み合い，看護師がよい行いをしようとしても，それが必ずしもそうではなく，害を及ぼす力になってしまうことがあるのである．よい行いをしようという思いだけでは十分ではない．

　とくに看護に関する判断に影響を及ぼすものとして，看護師の信条，価値観，ものの受け止め方，感情，人間関係などがある．また，看護師がよい行いをしようと思ってもそれを阻むものとして，乏しい医療や人的資源，社会的な不平等，ケア提供者の能力や道徳意識の低さ，医療チームのパワーバランス，組織の風土などさまざまな要因がある．このように個人的，組織的，制度的問題が横たわり，倫理的問題は，権力をもつ利益集団の衝突を反映している[1]．

　看護師自身が患者にとってもっともよい行いと考えても，患者のライフスタイルや価値観に照らし合わせれば，よいと言えないことがある．このように考えていくと，看護実践における倫理，つまりは倫理にかなう看護実践を考えるとは，ケアの対象者1人ひとりに対する看護のふさわしい行われ方について考える営みと言えるのではないだろうか．それはすなわち「よりよい看護とは何か」を考える本質につながっていく．

E 本書でのナラティヴの活用

1.「ナラティヴ」とは

　倫理にかなう看護実践をめざすために，本書では「ナラティヴ」に注目した．Ⅱ章のケースを読み，考える前に，まずは簡単に「ナラティヴ」について触れておこう．詳細については，Ⅳ章を読んでほしい．

　「ナラティヴ」は，「語り」「物語」と訳される．できごとや経験の具体性や個別性を重要な契機にして，それらを順序立てることで成り立つ言明の一形式[2]，あるできごとについての記述をなんらかの意味ある関連によりつなぎ合わせたもの[3]などのナラティヴの定義がある．これらの定義をみていくと，そこには「語られたもの」と「語るという行為」という2つの意味が含まれている．この「語られたもの」とは，語り手が語った内容である．一方，「語るという行為」には，語ることによる意味の生成が含まれている．人間は自分がおかれている状況や経験を，物語を作るようにして意味づけるということである．つまり，ナラティヴというのは，「あるできごとについての言語記述を，なんらかの関連によってつなぎ合わせるもの」または「つなぎ合わせることによって意味づける行為」と言われている[4]．

　ナラティヴ・アプローチでは，「意味づける行為」や「行為における意味」を扱うところに特徴がある[5]．現代のナラティヴ・アプローチの考え方では，ナラティヴは私たちが生活している社会や文化を背景として，相互交流的な語りのなかから作り出される（構成・構築される）と考えられている．ナラティヴ・アプローチは「ナラティヴ（語り・物語）」という視点から現象に接近する1つの方法であり，ある現実をそこで発生するナラティヴやそれを取りまくナラティヴを手がかりに理解しようとする方法である[6]．語り手と聞き手の言語による共同作業によって，語り手の現実世界が構成されていくという社会構成主義が基本にある．人々が織り成す行為や関係性を，「語り」や「物語」という視点から捉えなおそうという動きを象徴的にあらわす言葉が「ナラティヴ」なのである．

　看護師は，自分が患者に行った行為や看護実践について，実際に目で見ることができる．同僚の行為や実践も同様であり，また患者自身がなんらかの行動をとったりすれば，それも見ることができる．しかし，行為をなした人や言葉を発した人が，どのような感情を抱き，どうしてそのような感情を抱いたのか，またどのようなことを考え，どうしてそう考えたのかという，つまりその「背景」までをも見たりすることはできない．どうしてそのような看護実践をしたのかという根拠や意味を書き出すことはできる．しかし，こういった思いを抱いているという感情や考えの背景までも客観

的には書くことができないのである．

　医学の世界同様，看護界においても「エビデンス（evidence）」という言葉が重要視され，看護実践における根拠，いわゆるエビデンスに基づくアセスメントにより客観的に記述していくことが，看護師に強く求められている．また看護実践における倫理的課題について分析していく場合，Ⅳ章で紹介している原則論や，問題を系統的に整理する枠組みを用いた方法論を取ってきた．もちろん，「エビデンス」に基づくアセスメントや，倫理的課題を系統的に分析し判断と行動に結びつけていくことの重要性は言うまでもない．本書はそれを否定したり，軽んじたりするのではなく，むしろそういう視点や方向性ではみえてこないものがあるのではないかということを，本書全体を通して読者の皆さんに提示したい．

2. 1人称で書く

　本書では，倫理的な看護実践をめざす1つの方法として，「ナラティヴ」を活用した新しい実験的な試みを皆さんに提示する．筆者らは，看護職の現任教育のなかで，看護職が自らの「ナラティヴ」を書くことを通して倫理的感受性を育む試みを行っており，それにヒントを得た．看護教育において，ナラティヴやナラティヴを書くという"ナラティヴ・ライティング"は関心をもたれてきた[7-10]．

　本書で試みる方法は，Ⅳ章で紹介している医療倫理や臨床倫理で従来用いられてきた問題解決指向型の系統的なアプローチではない．ケースに登場する人物1人ひとりが，何を思い，どうしてそう思ったかという主観に注目し，その背景を探ってみる方法をとっている．本書では看護実践を取りまく"思考のありよう"について改めて考えることを主眼としている．読者の皆さんには，なぜその言葉，その語りが印象に残ったのか，そういう視点で読んでいただきたい．

　ナラティヴ・アプローチは，人が語ることを通して「意味づける行為」や「行為における意味」を扱うところに大きな特徴があることは述べてきたとおりである．意味を問う，また意味の意味を問うことは，大変な困難を伴うものであるが，本書では「意味の意味」を問うことを模索していきたい．ナラティヴ・アプローチは，医療や看護分野で，患者と医療者との間での対話のあり方や言葉の使われ方，言葉を媒介とした理解のあり方の分析にも応用できると言われている[11]．

　Ⅱ章では，臨床でよくありがちな6つのケースをとりあげている．これらのケースは事例提供者に，臨床経験に基づき，看護師として，看護教育者として困ったこと，悩んだことを思い出しながら書いてもらった．

　まずは，登場する患者および看護師の簡単なプロフィールと経過を書き，そのあと，それぞれの「ナラティヴ」を示してある．それが，「看護師のナラティヴ」「患者のナラティヴ」「家族のナラティヴ」である．

　看護師は，第三者として患者の状況を客観的にみていこうとする．しかしそういう

見方ではなく，その時注目するのは，私は誰で，どういう立場の人間で，そこで何を見て，何を感じ，何を考えたのかということであり，まさに1人称の「ナラティヴ」である．

　ナラティヴを書くことを通して，自分はどうしてこのような感情を抱いたのか，どうしてこのような思考をしたのか，また心の奥底にある潜在意識もみえてくるのではないかと考えた．1人称で「語る」ことによって，看護師自身の主観的な理解をみていこうと考えている．

　事例提供者には，登場する主人公の看護師ないしは看護学生になったつもりで，自分の「ナラティヴ」を書いてもらうと同時に，患者のナラティヴ，家族のナラティヴ，医師のナラティヴを想像して書いてもらった．あくまでもⅡ章に提示されている6つのケースは架空であるので，実際のナラティヴがどうであったかということは重要ではない．多様な「ナラティヴ」が考えられること，患者の視点に立って患者のナラティヴを書いてみる，医師の視点に立って医師のナラティヴを書いてみる，家族の視点に立って家族のナラティヴを書いてみる，そういう試みを通して，それぞれの人々の物語的世界観についての想像力をうながすことになると考えている．

　時間軸に沿って生じるできごとを理解するだけではなく，登場人物1人ひとりの心情や行動の背景，その行動が与えた影響などを理解することは大切である．どうしてそのような感情を抱いたのか，どうしてこのような思考をしたのか，また心の奥底にある潜在意識もみえてくるのではないだろうか．

　1人称で「語る」ということは，看護師にとってとても重要である．専門職として看護師は，常日頃，3人称の視点で患者の看護ケアについて考え，発言していくことが求められる．本書で取り組んでいる，看護師が自分の「ナラティヴ」を書くという行為は，自己をみつめなおす作業であり，看護師自身の主観的な理解を促すものである．じっくりと自分のナラティヴを書きとどめる行為により，自己体験から（思考的・感情的に）距離をおくことが可能となり，書きとどめる行為自体が自分とのコミュニケーションになり[12]，自分自身のナラティヴを再構成することにつながると言われている．

　Ⅱ章に提示されている「患者のナラティヴ」「看護師のナラティヴ」「家族のナラティヴ」「医師のナラティヴ」は，ほんの1つの例にすぎない．そのことは，本書で何度も強調しておかなければならない点である．皆さんがケース冒頭の＜経過＞を見て，それぞれが看護師，患者，家族などの視点に立ってナラティヴを書いてみた場合，本書に掲載されているナラティヴと同じになることはなく，多様なナラティヴが考えられうる．本書で提示しているナラティヴも，ケースのふりかえりも，すべて筆者らが考えた1つの例と受けとめて，それが答えとうのみにしないでほしい．

　読者の皆さんには，本書の6つのケースを読み，まずは，誰のどのような言葉が気になったのか，どのような語りが印象に残ったのか，第1印象を大切にしてほしい．なぜなら，その気持ちや感情を大切にし，さらに「なぜ？」と追求していくことが，あなた自身の感受性を高めることに他ならないからである．

このような試みを通して，個々の看護師の倫理的感受性を高め，認識を変えたり，看護師が身をおく環境や組織への見方へ新しい光を見出すことができると考えている．

F 「看護倫理の扉」の取り組みかた

　読者の皆さんには，ケースを読んだ後，演習として「看護倫理の扉」に取り組んでもらいたい．筆者らが各ケースについて考えた倫理的課題についてはⅢ章でケースのふりかえりとして書いているが，記述したものがすべてではないことは，すでにご理解いただけていることと思う．まずは，自由に考えてほしい．

① **このケースを読み，まずあなたが感じたことは何ですか．なぜそう感じたのかをふりかえって考えてみましょう**

　今まで皆さんに何度も強調してきたように，とにかく皆さんの第1印象を大切にしてほしい．まず，自分が何を感じたのか考えてみてほしい．そしてそれを書いたり，他者と話をしたり，表現してみてほしい．

② **他の人が感じとったことにも耳を傾けてみましょう**

　他の人がこのナラティヴを読んで感じたことに耳を傾け，1人ひとりの多様な感性を感じ取ってほしい．

③ **登場人物の"思い"やそこから感じる"疑問点"をあげてみましょう．また，どうしてそう思ったのか，その背景も合わせて考えてみましょう**

　ここでは，それぞれのナラティヴをもう一度読みながら，登場人物がそれぞれ何を思っているのか，改めて考えてほしい．そしてその"思い"からあなたが感じる"疑問点"を考えてほしい．たとえば，登場人物の看護師はこう思っているけれど，本当にそうなんだろうか？とか，あなたが感じた「あれ？おかしいな」「これはどういうことなのだろうか？」「違和感を感じる」「もやもやする」と思う点を何でもあげてみよう．また，どうして登場人物はそういう思いを抱いたのか，その背景も合わせて考えてみよう．

④ **このケースにおいて，どのような倫理的課題があるか自分なりに考えてみましょう．また他の人とも検討してみましょう**

　③をふまえつつ，それぞれのケースでどのような倫理的課題があるのか考えてみよう．倫理的課題を考えるにあたっては，登場人物の人としての権利，尊厳，意思，自由などがどのように守られているのか，あるいは守られていないのかに注目してみるといろいろな課題がみえてくるだろう．

⑤ **倫理的課題に対して，どのようなアプローチがあるか，自分なりに考えてみましょう．また他の人とも検討してみましょう**

④であげられた倫理的課題について，看護師にはどのような行動の選択肢があるのか，どのようなアプローチが可能なのかを考えてみてほしい．1つと限定せず，さまざまな選択肢を考えてみることが大切である．看護師だけではなく，そのほかの登場人物の今後の行動の選択肢も合わせて考えてみよう．

先にも言ったように，演習の問いの答えは1つではないし，模範解答があるわけもない．皆さんには，6つのケースを読み，まずは先入観をもたず，第1印象を大切にしてほしい．誰のどのような言葉が自分は気になったのか，どのような語りが印象に残ったのか．なぜなら，そのあなたの気持ちや感情を大切にし，さらに「なぜ？」「どうして？」と追求していくことは，あなた自身の感受性を高めることに他ならないからである．

ここに提示されている，看護師のナラティヴ，患者のナラティヴ，家族のナラティヴは，ほんの1つの例にすぎない．皆さんも本書の事例の冒頭部分の経過を読み，それぞれが看護師，患者，家族，同僚の視点にたって「ナラティヴ」を書いてみるという演習も，ぜひやってみてほしい．本書とどのように違っているのか，自分は何を大切に書いたのかを見つめ直すよいきっかけとなるだろう．

引用文献

1) チャンブリス DF：組織における倫理的問題の発生．ケアの向こう側（浅野祐子訳），128頁，日本看護協会出版会，2002
2) 野口裕二：ナラティヴの臨床社会学．ナラティヴの臨床社会学，5頁，勁草書房，2005
3) 斎藤清二，岸本寛史：ナラティヴ・ベイスト・メディスンとは何か．ナラティヴ・ベイスト・メディスンの実践，15頁，金剛出版，2003
4) 前掲2），5-10頁
5) やまだようこ：人生と病いの語り．人生と病いの語り，7頁，東京大学出版会，2008
6) 前掲2），8頁．
7) Vezeau TM：Narrative in Nursing Practice and Education. NLN Pub, pp.163-188, 1994
8) Howell SL, Coates CJ：Utilizing narrative inquiry to evaluate a nursing doctorate program professional residency. J Prof Nurs **13**(2)：110-123, 1997
9) Sandelowski M：We are the stories we tell；narrative knowing in nursing practice. J Holist Nurs **12**（1）：23-33, 1994
10) Martin W：There is only narrative；Using Case Studies in Nursing ethics. Nurs Ethics **19**（1）：5-6, 2012
11) 宮坂道夫：原則・手順・ナラティヴ．医療倫理学の方法，第2版，57-64頁，医学書院，2011
12) 岸本寛史：NBM：病を書く．臨床心理学 **6**：251-256, 2006

II章

ナラティヴから考える6つの臨床ケース

- **ケース1** 本人と家族との意向のずれ

- **ケース2** 患者の命は誰が決めるのか

- **ケース3** 眠っているのか，眠らされているのか
  伝えられなかった大切な情報

- **ケース4** 本人と家族，医療者とのはざまで
  利用者の尊厳をどこまで守れるのか

- **ケース5** 組織の使命を果たすことと
  スタッフの安全を守ること

- **ケース6** 誰からも信じてもらえない
  生かされなかった看護学生の得た情報

ケース1　本人と家族との意向のずれ

1. 藤原源三さんのプロフィールと経過

<プロフィール>
　藤原源三さん，76歳，男性．8年前にパーキンソン病と診断された．最近は活動性が低下し，一日中ベッドに横になっていることが多くなってきた．日常生活のほとんどにおいて介助が必要である．藤原さんは75歳の妻（良子），共働きをしている息子夫婦（雄一・恵美），中学生と小学生の孫2人と同居している．息子夫婦が共働きのため，日中，藤原さんと妻が小学生の孫の世話をしており，孫の成長を見ることを楽しみにしている．月に一度，妻の介助の下，町内会の俳句教室に15年通い続けている．良子さんは今まで1人で介護を行っていたが，10年前から変形性膝関節症を患い最近では膝関節が腫れて痛むこともあり，夫の介護をこれ以上できないと限界を感じている．なお，藤原さんの担当の田中看護師は2年目で，業務に少しずつ慣れてきたところである．

<現在の藤原源三さんの状態>
・パーキンソン病．Hoehn-Yahrの重症度分類　Ⅳ度
・介護認定：要介護3

<経過>
　藤原源三さんは以前より誤嚥性肺炎で入退院をくりかえしてきたが，今回は3度目の入院となる．症状も安定し，本日昼より食事も開始となったが，看護師による食事介助には長時間を要し，食事介助をしている際にも，たびたびむせこみがみられる状況である．
　藤原さんは退院方向となっているが，家族はこれ以上の介護の負担はできないと考えており，介護施設への入所も視野に入れている．施設を見学した際，施設長から「施設としては誤嚥をくりかえす患者に対しては，安全管理上，胃ろうの造設を求めたい」と言われ，家族は胃ろうについて主治医と話がしたいと担当の田中看護師に話をした．田中看護師は主治医に家族からの話を伝えた．
　後日，田中看護師も同席の上，主治医より藤原さんと妻の良子さん，息子夫婦（雄一・恵美）に対して今後の方針に関する説明があった．「藤原さんの場合，食事摂取量低下に伴う全身状態の悪化があり，それを改善・予防する必要があります．経口摂取を継続することで誤嚥性肺炎や窒息のリスクは十分に考えられま

す．これらを考えると胃ろうによる経管栄養が望ましいと私は考えています．田中から施設の件も聞いたのですが，どうされますか？ご家族でもよく話し合っていただきたいのですが……」と主治医は説明した．藤原さんは涙を浮かべながらその説明を聞いていた．

主治医からの説明の後，息子の雄一さんは「お父さん，先生も言ってたけど，肺炎になると大変だよ．お父さんもよく考えておいてよ．また顔を見にくるよ」と藤原さんに声をかけ，息子夫婦は病室を後にした．田中看護師は「大丈夫ですか？」と藤原さんの手に触れて声を掛けた．藤原さんは，「まだ食べられるのに……胃から食べるなんて．でもこれ以上は迷惑をかけられないよね……口から食べられないなんてまるで生かされているみたいだ」とうつむいている．妻は「お父さんが肺炎になって苦しんでいる姿を見るとつらくて……でもお父さんは食べるのが好きなのよね……」田中看護師は「つらいですよね」と声をかけナースステーションに戻った．

田中看護師はナースステーションに戻り，リーダーナースに「藤原さんは胃ろう造設が嫌みたいです．でも，家族は胃ろうに傾いているみたいです．藤原さん，食事中によくむせるんですよね．だから，藤原さんの食事介助に時間がかかってしまって，その間は先輩にほかの患者さんをお願いしているんです．私の技術がないから……」と相談した．リーダーナースは，田中看護師を見て「話し合いに同席したんでしょう？先生はなんて言っていたの？」ときいてくる．そして「肺炎のリスクと予防を考えたら，胃ろうがいいでしょうしね．いま，そういう施設が多いしね．ずっとここにはいられないわけだし．安全管理上はしかたがないかもしれないね．食事介助にもかなり時間がかかっているわけでしょ」と言った．

2. 登場人物のナラティヴ

a. 田中看護師のナラティヴ

藤原さんは今日昼から食事がとれるようになり，私が食事介助をしました．口元に食べ物をもっていきますが，何度もむせかえしてしまい，食事が進みません．藤原さんが苦しそうなので，その度に，大丈夫ですかと声をかけますが，声が出ないようでうなずくだけです．そんなことが何度もくりかえされ，だいぶ時間がかかってしまいました．病室の外からは，食器が片づけられる音が聞こえてきました．そうしていると，大丈夫？　あとどれくらいかかりそうなの？かわろうか？という先輩の声が後ろから聞こえてきました．私は大丈夫ですとふりかえって，先輩の目を見てうなずきました．早く終わらせなければならないと思い，手早く口元にスプーンを運んでいきますが，またむせこんでしまい，藤原さんはベッドの上でとても苦しそうです．そうこうしていると，今度はリーダーナースの杉本さんがやってきて，心配しなくていいから，山下さんがあなたのかわりをやってくれていると言って去っていきました．私は

すみませんと何度も言ってしまいました．藤原さんの方を見ると，申し訳なさそうな顔をしていました．もう少し私の技術があったら，みんなに迷惑をかけないし，それに藤原さんにも，こんな思いをさせないですむのにと悔しい思いでした．

　次の日病室の外で，面会にきていた妻の良子さんと会いました．その時，良子さんは膝の関節が痛いし，介護も長年やって体力的にも限界だと言いました．共働きの長男夫婦にも気をつかっているようで，家でみるのはむずかしいようでした．この前，息子さんと近所の介護施設を見にいったときのことも話してくれました．私が施設の雰囲気をたずねると，施設では胃ろうにしないと受け入れないと言われてしまったと話してくれました．私は，胃ろうを求められてしまったかと，すぐに言葉をかけられませんでした．良子さんは，胃ろうのことはよくわからないけど，それがないと受け入れてもらえないみたいなので，どうしたらいいかわからないので先生と相談したいと言いました．私は主治医に，藤原さんの奥さんが施設入所を考えていることと，胃ろうのことで相談したがっていることを伝えました．

　それから3日後の午後，主治医が藤原さん，良子さん，息子さん夫婦に，今後の藤原さんの治療方針について話をすることになり，私も同席しました．主治医は，誤嚥性肺炎の予防や窒息のリスクを考えると胃ろうが望ましいと説明しました．この前の良子さんの口ぶりでは，胃ろうについてあまりよくわかっていないようでしたが，先生の説明でわかったのかどうかと疑問でした．でも，あの先生は，看護師が口を出すと不愉快な顔をする人だし，ましてや新人の私が口をはさむなんてと思い，黙っていました．藤原さんの方を見ると，医師からの説明の間，ずっと悲しそうな顔をしています．医師はそのまま続けて，今後は施設へ入ることも考えていると私から聞いたといい，どうするか家族でよく話し合うように言ってから，出て行ってしまいました．奥さんは，不安そうな目で私の方をチラッと見ました．残された私たちは，そこにいてもしかたがないので，病室に帰りました．私たちは藤原さんにつきそって病室まで戻りましたが，誰も藤原さんに声をかけることができませんでした．

　病室に戻ると，息子さんが「また肺炎になると大変だし，よく考えてほしい」と言って，会社に戻るからと奥さんと出て行ってしまいました．涙を浮かべている藤原さんの肩に触れ，大丈夫ですかとやっと声をかけることができました．藤原さんはまだ食べられるのにと悔しそうな感じでした．家族に迷惑をかけられないけど，生かされているみたいと絞り出すような声をだし，涙がこぼれないよう必死に歯をくいしばっているように見えました．それを聞いた奥さんもつらいようでした．私は何と言ったらいいかわからず，つらいですねとしか言えませんでした．もう少し話を聞いていたかったのですが，申し送りの時間が迫っていたので，ナースステーションに戻りました．

　ナースステーションに戻り，リーダーナースに，藤原さんは胃ろうを嫌がっていますが，家族は施設に入れるためにも胃ろうを考えていると伝えました．それに私の技術が未熟で食事介助に時間がかかってしまい，みんなに迷惑をかけてしまって申し訳ないことも話しました．すると，リーダーナースは書類を書きながら，先生が何を言ったのかをたずねてきました．先生も胃ろうがよいと説明していたことを話すと，

肺炎のリスクと予防を考えたら胃ろうがいいし，今はそういう施設が多いし，いつまでもここにはいられないと言い，席を離れてしまいました．私の技術がもう少しあればと思い，つらくなりました．リーダーナースは，自分の悩みを話しても取りあってくれないだろうし，ほかのスタッフに迷惑をかけてしまっているのは事実だと感じました．

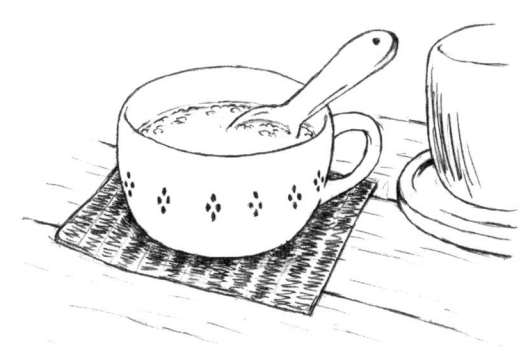

b．藤原源三さんのナラティヴ

　　だいぶよくなってきて，今日から食事ができるのはうれしい．若い看護師が病室にやってきて，食事介助をしてくれます．入院したときは食べられませんでしたから，こうやって食べられるのは何とも言えません．看護師がスプーンで食べ物を口にいれてくれます．ものすごいむせかえしがきて，苦しくなりました．食べた物が口から飛び出してしまいました．そのくりかえしで苦しくて息がとまるかと思いました．看護師は大丈夫ですかときいてくれます．途中でほかの看護師がやってきて，何か言っているようでしたが聞こえませんでした．若い看護師は頭を下げていました．またむせてしまい，なかなかうまく食べられません．どんどん口に食べ物がはいってきて，うまく食べられません．そこへさっきとは別の年配の看護師がきました．何を言っているのかわかりませんが，若い看護師は後ろをふりかえって何度も頭をさげていました．なんだかすまない気持ちになりました．

　　今日は医師から話を聞くといって妻と息子夫婦がきています．別の部屋に移動すると，あの若い看護師もいました．主治医は，食事がとれなくて状態が悪いようなことを言いました．また，口で食べ物を食べ続けると，窒息の危険があると言いました．それで，「いろう」をするといいようなことを話しています．でも，私には早口でところどころしか聞こえずもどかしい気持ちでした．食べ物を普通に食べられなくなってしまうのでしょうか．妻も息子も，ただうなずいて聞いているだけで，何も言いません．「いろう」ってなんでしょうか．今日の昼の食事も苦しかったです．でもまさか窒息するなんてないでしょう．口から食べられなくなってしまうのでしょうか．「いろう」って胃から食べるのでしょうか．誰も何も言いませんでした．看護師は口を結んでずっと黙って聞いているだけでした．主治医は，私が施設へ入ると言っています．家族でよく話し合ってくださいというと，腕時計を見て，立ち上がって出ていきまし

た.「施設」ってはっきりと聞こえました.私が施設に入らなければならないのでしょうか.よくなってきているし,もうすぐ家に帰れると思っていました.みんな,施設に放り込もうとしているのでしょうか.そんな話は全然聞いていませんでした.悔しくてどうにもなりませんでした.

部屋に戻ると,雄一が大きな声で,肺炎は大変で3回も入院しているから,よく考えてほしいと言いました.そして会社に戻ると言って嫁とすぐに出ていってしまいました.看護師は大丈夫ですかと声をかけてくれました.その一言で,涙があふれでそうになりました.まだ食べられるのにどうして口から食べられなくなってしまうのか,悔しい気持ちでした.みんなに迷惑をかけているのはわかっていました,でも生かされているみたいでどうしていいかわかりません.妻の顔を見ることができませんでした.妻も下を向いて何も言いませんでしたが,肺炎になって苦しんでいる姿を見るのがつらいと,やっと声を出しました.どうして妻も息子も話をしてくれなかったのでしょうか.さっき主治医が施設って言っていましたが,そのことは恐くて聞けませんでした.看護師はつらいですねとまた声をかけてくれましたが,出ていってしまいました.

c. 藤原良子さん（妻）のナラティヴ

息子から「母さん,父さんは2ヵ月前に入院してからまた入院だろう.これからもくりかえすと思う.介護施設に入れることを考えようよ.僕だって恵美（息子の妻）だって働いているし,母さんだって膝が痛いし,父さんをみるのは大変だろう」と言われたのは,あの人が3度目の入院をした2日目のことでした.

息子の言うとおり,膝関節痛は年齢とともにひどくなり,整形外科に通っているけれど,最近では関節が腫れて歩くことも痛くて大変になりました.あの人の介護で膝に力を入れたり立ち上がったりは本当につらい.体力的にも限界です.けれど,あの人を施設に入れることを考えるとつらくなります.かわいそうです.私がもっとみることができればいいんだけれど.息子夫婦は共働きだから,あの人の介護を頼むことはできないし,息子たちに迷惑をかけたくないから.それに孫の面倒も見ないといけないし.

先日,息子に言われて近所の介護施設を見に行きました.入所されている方はみんな,あの人より年齢が上のようでした.入居者の方はベッドに寝たり,車いすに座ってぼうっとテレビを見ていました.食事中もあまり会話していないようで,表情があまりないように感じられました.あの人はここに入ったら,話す相手もいないし,俳句もつくれないし,楽しみがないでしょう.1日をどう過ごすのだろうと思うと,またつらくなりました.でも息子は,「ここなら家から近いし,母さんもときどき父さんに会いに来ることができるだろう」と入所に前向きでした.施設長さんからは,うちの人のような肺炎をくりかえす人には「『いろう』が必要」と言われました.「いろう」ってなんでしょうか.息子は,「この次,病院に行ったときに主治医の加藤先生にきいてみようよ.だから母さん,病院に行ったときに,いつ先生と相談できるかきい

ケース1 本人と家族との意向のずれ　15

てみてくれないか」と言いました．

　次の日，私は病院に行ったときに，受け持ち看護師さんに，施設に見学に行った時，施設の方に夫には胃ろうがないと受け入れはむずかしいと言われたこと，そのことで加藤先生に相談したいことを伝えました．看護師さんは一瞬，ハッとした顔をしましたが，「加藤先生の都合を聞いて連絡しますね」と言ってくれました．

　数日経ってからでしょうか，夫と私，息子夫婦．それと受け持ちの看護師さんとで，主治医の加藤先生の話を伺いました．先生は，夫の食事量が低下して，全身が悪化していると言いました．今のままでは肺炎や窒息!?（窒息してしまうのでしょうか）の危険があると言います．だから胃ろうがよいと言いました．胃ろうは，胃に穴をあけて管（くだ）を通して流動食を入れるそうです．あの人は口から食べられなくなるそうです．私は，胃ろうがどういうものか想像もつきませんでした．それに口から食べられなくなるなんて，あの人は食べることが唯一の楽しみだったのに．でも先生が「胃ろう」にした方がいいと言っているのですから，あの人のためにはそれがいいのだと思いました．

　加藤先生は，施設へ入ることはどうするか，家族でよく話し合うように言いました．実は私からも息子からもあの人に施設へ入ることをきちんと話をしてなかったのです．先生の言葉を聞いて私はどきっとし，あの人の顔を見ることができませんでした．胃ろうのことだけでなく，施設に入ることも伝えられたのです．先生は家族でよく話し合うように言いますが，家族で何を話せばいいのか．先生が胃ろうがいいと言うなら，もう決まりではないですか．肺炎や窒息の原因になるなら他にどんな道があるのでしょうか．先生にもっときいた方がいいように思いましたが，何をきいたらいいかわかりませんでしたし，先生は忙しそうで，これ以上きいてはいけないように感じました．

　面談室から病室まで，あの人と息子夫婦と歩いていきました．看護師さんがつきそってくれました．あの人も私も一言も話しませんでした．病室に入ると，息子は，「また肺炎になると大変だから，父さんよく考えておいてよ」と言い残し，恵美さんと病室を出て行きました．息子は，あの人に何を考えておけというのでしょうか．息子にすれば，胃ろうにすることは決まっているし，施設に入ることも決まっているじゃないですか．息子はあの人に覚悟しておけと言っているように思えました．

　看護師さんはあの人の肩に触れて，「大丈夫ですか……」と声をかけてくれました．あの人は「まだちゃんと口から食べられるのに……，胃に穴をあけるなんてひどい……，悔しいよ」と言いました．それから私の顔を見て，「迷惑をかけられないね，でも口から食べられないなんて，人間じゃないみたいだ．ただ栄養注ぎ込まれて，味だって感じなくなるんだ」と絞り出すように言いました．あの人は両手のこぶしを握りしめ，腕と肩が心なしか震えているように見えました．私は，あの人の気持ちを思うとつらいです．あの人は食べることが何より好きでした．2人でよくおいしいものを食べ歩いたことも思い出され，涙があふれてきました．こんな残酷なことがあるでしょうか．あの人の気持ちを思うとつらくてなりません．私が介護できないばかりに，

あの人に申し訳ない．看護師さんはほかに言葉が見つからなかったのでしょう．「つらいですね……」と一言言うと病室を出て行きました．

d. 藤原雄一さん（息子）のナラティヴ

　父さんは，2カ月前に肺炎で入院し，今年に入って3度目の入院です．母さんは膝が痛くて体力的にも限界で，これ以上の負担をかけられません．私も仕事が忙しく，恵美も働いていて，父さんをみることはできない．それに子どもたちをこれからも母さんにみてもらいたいと思っています．だから，父さんには申し訳ないと思ったけれど，施設に入ってもらうことを考えました．近所なら母さんも父さんに会いに行くことができます．私は父さんの頻回な肺炎と状態の悪化に焦り，なんとかしなければという思いに駆られていました．渋る母さんを説得し，近所の施設を見に行きました．

　母さんは，入所者の様子をみながら，「お父さん大丈夫かしら」と不安げな様子でした．施設長からは，父さんのように「肺炎をくりかえす人には，胃ろうを作らないと受け入れはむずかしい」と言われました．私は「胃ろうを作らないと入所させてもらえない」ということだけが気になりました．私は母さんに，主治医の加藤先生に相談したいことを病院に伝えてくれるよう頼みました．

　数日後，父さん，母さん，恵美と私で加藤先生の話をききました．先生は，父さんは食事の量も低下していて，状態が悪化していること，口から食べ続けると肺炎や窒息の危険があることを話してくれました．それを改善したり予防するには，胃ろうが必要とのことです．胃ろうは，胃に穴をあけて管を通して流動食を注入することだそうです．父さんはつらいだろうと思いましたが，加藤先生もすすめているし，施設入所には必要なので，私はしかたないと思いました．

　加藤先生が，施設入所のことを口に出したときには，父さんにそのことを話していなかったので冷や汗が出る思いがしました．父さんに悪いことをしてしまいました．私は父さんの顔を見ることができませんでした．父さんは肩を落とし落ち込んでいる様子がうかがえました．母さんもつらそうでした．加藤先生にもっと何かをききたそうにしていましたが，結局，何も言いませんでした．

　面談室から病室に戻ってすぐ，私は父さんに，胃ろうのことについてよく考えるように言い残し，仕事があるからと言って，恵美と一緒に病室を出ました．確かに仕事に戻らなくてはいけなかったんですが，それよりも病室にこれ以上，父さんと母さんと一緒にいることがいたまれなかったというのが正直なところです．父さんにも母さんにもうちの家族にとっても，父さんが胃ろうを作ることは「しかたがないこと」なんです．

3. 本ケースの背景

　本事例のように，患者本人と家族の意向がずれ，倫理にかなうような意思決定プロセスをたどることができないのは，臨床現場でよくあると言われている[1,2]．とくに高齢者の場合，医療者側からの病状説明や情報提供が，本人というよりは家族を中心に行われる傾向も見逃してはならないだろう．現在，経口での栄養摂取が困難なケースで，胃ろうを造設して栄養摂取を行うことが広く普及している．介護施設において，食事介助の人手不足解消や安全管理上，高齢者が胃ろうによって栄養摂取をすることが多くなっている．全日本病院協会の調査では，全国の胃ろう造設者数は約26万人と推計され，そのうち，介護保険施設および訪問看護ステーションでの受入余力は約10万人という推計結果が出されている[3]．2012年6月，日本老年医学会は「高齢者ケアの意思決定プロセスに関するガイドライン」を公表した[4]．また，胃ろうを造設するか否か本人に代わって決定する方を支援するためのガイドラインも公表されている[5]．

●●● 看護倫理の扉～感じるちからを育む～ ●●●

① このケースを読み，まずあなたが感じたことは何ですか．なぜそう感じたのかふりかえって考えてみましょう

② 他の人が感じとったことにも耳を傾けてみましょう

③ 登場人物の"思い"やそこから感じる"疑問点"をあげてみましょう
　　また，どうしてそう思ったのか，その背景も合わせて考えてみましょう

④ このケースにおいて，どのような倫理的課題があるか自分なりに考えてみましょう
　　また，他の人とも検討してみましょう

⑤ 倫理的課題に対して，どのようなアプローチがあるか，自分なりに考えてみましょう
　　また，他の人とも検討してみましょう

ケース2　患者の命は誰が決めるのか

1. 林田順子さんのプロフィールと経過

<プロフィール>

　林田順子さん，42歳，女性．45歳の夫（昭男），3歳の双子の娘（真美，亜美）の4人暮らしである．順子さんは，若いときに両親を亡くし祖母の手で育てられた．結婚後は専業主婦であった．双子の娘は，不妊治療の末ようやく授かった子であり，娘の成長を見ることを楽しみにしていた．10年前にネフローゼ症候群と診断され，腎臓内科に通院し，毎日内服するように指示があったが，飲んだり飲まなかったりと定期的な内服はしていなかった．喫煙も1日に7～8本の習慣があり，夫が帰宅した後に，今日一日の報告がてら，缶ビールを一緒に飲むことを楽しみにしていた．

　咳と痰が出始め，風邪かと思い2週間程様子を見ていたが軽快しないので，近隣病院を受診したところ，心筋梗塞が疑われる所見があり，大学病院へ緊急搬送され入院．病院に運ばれたときは，順子さんは倦怠感が著明で意識が朦朧とし，検査中に心肺停止状態となった．緊急性が高い状況であったため，すぐさま心肺蘇生が開始され気管挿管が行われた．心臓自体の動きが乏しく，十分な心拍出量が確保できない状況であったため，大動脈バルーンパンピング[1]（以下IABP）によって拍出のサポートがされ，体外循環である経皮的心肺補助法[2]（以下PCPS）の装置も挿入され，心臓・肺の機能を肩代わりさせることとなった．検査結果から心筋梗塞ではなく，急性心筋炎が疑われ，CCU[3]入室となった．

　なお，林田さんの主治医の小泉医師は，循環器内科10年目である．担当看護師の福森看護師は，体育大学卒業後，看護専門学校へ入りなおし看護師になった27歳の男性看護師．大学病院のCCU看護師2年目である．最近1児の父となった．

---

[1] 大動脈バルーンパンピング：Intra-Aortic Balloon Pumping（IABP）
　　患者の大動脈内にバルーンカテーテルを挿入し拡張，収縮させることによって心臓ポンプ機能が低下している患者の循環を補助する装置

[2] 経皮的心肺補助法：Percutaneous Cardio-Pulmonary Support（PCPS）
　　遠心ポンプと膜型人工肺を用いた閉鎖回路からなる人工心肺装置．緊急の心肺蘇生や循環補助として使用される．一般に大腿静脈にカテーテルを挿入し遠心ポンプによって静脈血を回収し，人工肺による酸素化を受けた後に，大腿動脈に挿入されたカテーテルから患者に送血される．

[3] CCU（Coronary Care Unit）：冠疾患集中治療室
　　循環器系，とくに心臓血管系の疾患を抱える重篤患者を対象とした集中治療室．

<現在の林田順子さんの状態>
・劇症型心筋炎[*4]
・ネフローゼ症候群[*5]
・人工呼吸器が装着され，心臓の拍出サポートのためにIABPと心臓・肺の機能の肩代わりとしてPCPSの装置が挿入され，CCUに入室中．
・病態悪化に伴い意識レベルが低下しており，同時に鎮静・鎮痛管理が行われ本人とは意思疎通がはかれない状態にある．

<経過>
　CCU入室後しばらくして，夫の昭男さんが到着した．担当となった福森看護師も同席のもと，小泉医師から，搬送入院までの経過および，心肺停止となったため気管挿管を行い循環の補助機械の装着を行ったこと，心筋炎について推奨される治療を行いながら心臓自体の回復を見ていきたいこと，今後起こりうる合併症についての説明がされた．説明後，昭男さんはCCUにいる順子さんと面会したが，全身を震わせながらただただ号泣していた．順子さんは，昇圧薬の使用と機械補助でかろうじて循環動態は保てるようになった．しかし，その後徐々に自発呼吸が停止し完全に人工呼吸器に依存する状態となっていった．心電図上も不整脈が多発し，ガイドラインで推奨されている治療が行われていたが，劇的な効果は見られず状態は大きく変わらなかった．もともと腎臓の機能が悪かったがさらに悪化したため，CCU内で透析が開始された．
　昭男さんは毎夕，子どもを自分の親へ預け面会に来ている．医師からは現在の処置や容態についてベッドサイドで説明がなされた．福森看護師は勤務終了後に昭男さんと話をすると，「最初，心臓が止まったという言葉を聞いた瞬間，頭が真っ白になって，他はよく覚えていない．先生は毎日説明してくれるけど，正直

[*4] 劇症型心筋炎
　心臓を動かしている筋肉（心筋）が炎症を起こす心筋炎の中でも，死にいたるほど急激な病状変化を示すものをさす．心筋炎の発症頻度は定かではなく，心筋炎のうちどの程度が劇症型へ移行するかは不明．原因は，風邪の原因ウイルスと同じことが多く，初期の病状も風邪に似ていて，発熱，せき，のどの痛み，筋肉痛，悪心，全身の倦怠感など消化器症状が中心で風邪と見分けがつきにくい．患者自身が風邪と思い込んで受診しないうちに心筋の細胞破壊が進行していることが多い．心筋に障害が起きると心臓の収縮力が弱まり，全身に送り出される血液量が減少して血圧が低下する．劇症型の場合，短期間のうちに風邪症状から病状が急変し，死にいたるケースが少なくない．原因療法は乏しく，対症療法が基本となるが，予後は不良である．

[*5] ネフローゼ症候群
　腎臓の濾過機能の低下により，尿中にタンパク質が多量に排出され，それに伴い血液中のタンパク質が減少するため，浮腫や血液中の脂質の上昇が現れたりする症候群．さまざまな腎臓の病気によっておこり，原因疾患は1つではない．腎臓自体に病気が起こりネフローゼ症候群となる1次性（原発性）ネフローゼ症候群と，糖尿病腎症，膠原病，アミロイドーシスなどの全身の病気の随伴症状としてネフローゼ症候群が起きる2次性（続発性）ネフローゼ症候群に分けられる．一般にはステロイドを使用し治療するが，免疫力の低下，高血圧，高血糖，白内障，骨粗鬆症など多くの副作用がある．一度よくなっても再発することが多く，定期的な通院や内服の継続が必要となることが多い．

よくわからない．機械に囲まれて，ピーとかビビビビとか鳴る度に，心臓が止まってしまったんじゃないかって恐ろしくなるんです．本当に自分ができることがなんなのかわからない．娘のためにも早くよくなって戻って来て欲しい」と言われたので，アラーム音，モニター・機械の説明をていねいに行った．

　福森看護師は，小さな子どもがいる昭男さんの境遇に同情し，積極的な治療が行われることを願っており，どうしたら昭男さんの理解を助けたり，希望をもたせるかかわりができるかを考え，複数の先輩看護師に相談したが，先輩からは，厳しい予後の中，苦痛を伴う侵襲的処置を続けることが本人にとって本当によいのかどうか，そんな中で昭男さんに希望をもたせることがよいことなのかと言われた．同じような気持ちを抱いていると思っていた職場の先輩達がそんな気持ちでケアしているのかと悲しくなり，医師や同僚が何を考えてケアしているのか理解できないと悩んでいた．

　4日目以降からカテーテル刺入部からの持続的出血と月経も始まったため，輸血が開始された．その頃から致死性不整脈が出現するようになり，電気的除細動や抗不整脈薬が開始されていた．輸血による出血のコントロールや，体内の電解質バランスが乱れていたため補正を行っていたが，不整脈や心筋の状態は十分に回復しないまま1週間が経過した．

　小泉医師からは，最善の治療をしているが，期待していた回復も見込めず，補助循環機器の寿命も近づいていること，今後，循環動態がさらに悪くなるだけではなく，感染などの全身の合併症を起こしやすい状態であることが昭男さんに説明された．今後の治療として，処置中に死亡のリスクがあり，かつ侵襲性の高い，補助循環を入れ替える方法，もしくは入れ替えをせず今の治療を継続して本人の体力に委ねる消極的な方法か，どちらかになることが説明され，小泉医師は順子さんの全身状態からすると，入れ替えをすすめないことを昭男さんに強調した．昭男さんは「入れ替えをしなかったらどうなるんですか，本人の体力に委ねるってどういうことですか．今，妻に死なれたら困るんです．小さな子どもがいるんです．ほんの少しでも可能性があれば，機械の交換でも何でもできる治療をやってください」と泣きながら伝えた．福森看護師は，このまま本人にとって苦痛を伴う処置が続けられることが本当によいのか，一方昭男さんの思いも痛いほど伝わってきて，どうすればよいのか悩んでいる．

2. 登場人物のナラティヴ

a. 福森看護師のナラティヴ

　　　　旦那さんが泣いている姿を見るたびに，ただただ胸が苦しくなります．前に劇症型心筋炎の患者さんにかかわったことがありますが，この病気の予後は厳しいと知っています．だけど，PCPSを入れて治療してよくなった人も見ています．だから，林田

さんもなんとか回復してもらいたいんです．自分の妻がもしそうなったらって考えると，自分なら発狂してもおかしくないって思うんです．自分も娘がいるからそう思うのかもしれないけど，子どもを残して親がいなくなるってことはどんなに酷なことかって思います．

　自分には小泉先生の話はわかるけど，きっとあんな説明をされても旦那さんはわからないはずです．先生はすごく冷静で細かく細かくいろんなことを説明し続けます．だけどその説明が旦那さんには届いていない気がします．旦那さんは今見えているものから，一生懸命理解しようとしているんだと思います．心電図の波形や呼吸モニター，パルスオキシメーター*6の波形を見ながら，「これは何ですか？」ってきくんです．あまり教え過ぎちゃうと不安をあおってしまうと思うのですが，そういうところで林田さんが生きているっていうことを旦那さんは実感しているんだと思うと，1つひとつ教えなきゃって思いました．心臓はサポートされていますが，自分の拍動に合わせて機械が動いているってこととか，自発呼吸はほとんどない状態だけど，呼吸器が呼吸させてくれていることとか，血液中に酸素はちゃんと満ちているということを伝えています．そういう細かいことでもていねいに教えていかなければならないのに，小泉先生の説明はすごく冷たい．深刻な状況をちゃんと伝えなきゃいけないっていうのはわかるんですが，「心臓が止まった」とか「呼吸が止まった」とか何度も言うんです．そういう言葉を聞くだけで，旦那さんはきっと頭が真っ白になってその後の説明は何も入ってこないと思うんです．こんな状況の中で，淡々と事実を伝えてどうしてあんなに冷静でいられるんだろうって腹立たしくなります．もっと優しい声かけとかできないんでしょうか．もっと希望をもたせてあげることができないんでしょうか．

　でもそんなことを2年目の自分が直接言えないし，先輩も何も言わないんです．しかも，先輩は旦那さんの様子をちゃんと記録に残してくれていなくって，旦那さんがどういう反応をしているのか気になって時間外で旦那さんのところへ話をききにいってます．勤務帯はちゃんとかかわれるけど，それ以外の時間は先輩方へ引き継ぐから口出しできないし．仲のよい先輩数人に話してみたんですが，予後が厳しい中で苦痛を伴う侵襲的処置を続けることが本人にとってよいことかわからない，そんな中で旦那さんに希望をもたせる方法が果たしてよいことなのか？って言われて，そんなふうに思っているのかとがっかりしました．どうしてそんな風に思うのか，理解できません．同じ職場の看護師がそんな気持ちでケアしていることにびっくりしたし，本当に悲しくなりました．なんでもっと林田さんのためにがんばろう，旦那さんに希望をもたせてあげようって思えないのでしょうか．自分の考え方が間違っているとは思えないんです．

　いよいよ1週間が経過し，林田さんの状態はかなり厳しくなり，機械の入れ替えを

---

*6　パルスオキシメーター
　　血液中の酸素飽和度を測定する機械．指先にセンサープローブを装着することで，経皮的動脈血酸素飽和度（SpO_2）が測定できる．

検討しなければならない時期で，小泉先生も少し焦っている印象を受けます．ただ，劇症型の心筋炎でも助かった人がいたことを考えると，回復の可能性はゼロではないはず．旦那さんの衝撃の大きさや家に残されている娘さん達のことを思うと，治療を継続させてこのわずかな可能性にかけたい，どうにか助かってほしいと強く思います．自分にも娘がいるんですが，やっぱり娘を残してなんか絶対死ねないし，妻がもしこうなっても，どんな治療でもいいからしてもらって治ってほしい．子どものいるママさん看護師が泣いているのを見ると，自分のこの気持ちは普通の反応だと思うんです．

　ただ，PCPSの人工肺も限界に来ていてそろそろ交換も必要ですが，それに耐えられるだけの全身状態ではないのも薄々わかります．だけどやっぱり諦められないと思う．さらに侵襲を伴う処置をして積極的に治療をするのか，このまま本人の体力にまかせて亡くなるのを待つのか，その決断を昭男さんにさせるのは本当に酷だと思います．確かに，林田さんの状態が悪くなるにつれて処置がどんどん多くなってきていて，看護師もつきっきりにならなきゃいけない状況でみな疲れています．とくに夜勤なんかは人が足りないっていうのもわかっているんです．これ以上の治療をしても無駄なんじゃないか？って思っている人も確かにいるようです．先輩の中には，本人にとってつらい処置はやめて必要最小限の輸液にするのがいいと話をしている人もいて，そんなに消極的な考えを受け入れるのがむずかしいです．

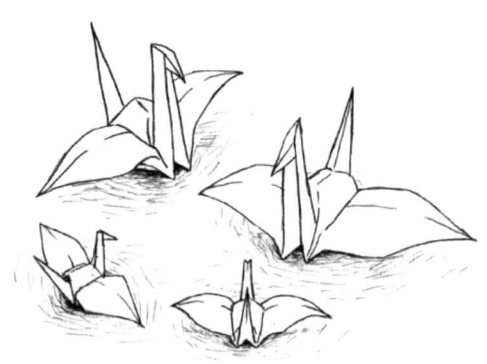

b．昭男さん（夫）のナラティヴ

　　入院して3日目までは衝撃が大きすぎて，何も考えることができませんでした．1週間経ってもやっぱり涙が止まらないんですが，真剣に考えなきゃいけないって思っています．

　　風邪だと思って市販薬なんかを飲んで様子を見ていたんですが，もっと早く病院に行けって言えばよかった．心筋梗塞かもしれないって聞いて本当にびっくりしたんです．テレビでも心筋梗塞は取りあげられていて，こいつと一緒に見ていたんですよ．だけど，どうせ検査と治療をしたら2～3日でまた家に戻ってくるって思っていたの

ですが，病院で呼吸も止まって，心臓も止まって，って……．まさかこんなふうになるなんて思ってもいなかった．心筋炎でしたっけ？それって心筋梗塞じゃないんですよね？小泉先生はすごく冷静に次から次へと細かく説明してくれるけど，まったく頭に入ってこない．心臓マッサージをされて，管や機械につながって，脳への影響もあるかもってことは説明された気もするのですが，心臓が止まったって聞いた瞬間，頭が真っ白になって，全身がしびれるような感覚になって自分が待合室のソファーに座っている感覚もなかった．途中から耳鳴りがし始めてよく覚えていない．小泉先生の眼鏡を見るたびに，あの感覚を思い出すんです．看護師さんが人工呼吸器はこれ，心臓を助けるのはこれ，画面に映し出されているものが何を表示しているのかってことを説明してくれました．それで今，こうやってこいつを目の前にして，ようやくわかってきた感じなんです．機械からピーとかビビビビとか警告音みたいなのが鳴るたびにビクビクする．心臓が止まっちゃったんじゃないかって．いろんな管につながれて機械に囲まれて，こんな姿になっちゃって，もうダメなんじゃないかって．本当に恐いです．今のこの状況を受け止めるだけで精一杯です．本当に早く元に戻ってほしいんです．

　看護師さんに肩を支えてもらって，思わず泣いてしまいました．先生からの話で，やっぱり大変な状況なのは変わらないことはわかりました．こいつのことを考えると，これ以上痛かったり苦しかったりする思いはさせたくない気持ちはあります．ただ，子ども達のことを考えると，今いなくなっては困るんです．妻の顔を触って話しかけると，真美と亜美の顔が浮かんできて，がんばれって何度も言いますが，何も答えてくれません．

　こいつとよくけんかをしたんです．飲まなきゃいけない薬も飲まなかったり，煙草を吸ったり，身体を大切にしていなかったと思うんです．病気もあってストレスもたまっていたんだと思います．ただ，ようやくできた子どもの育児はつらいなりにがんばってくれていて，毎晩，一緒にビールを飲みながら子ども達のことを話すのが私にとっても，きっとこいつにとっても幸せな時間でした．昔，死ぬなら苦しまないでぽっくり死にたいって話をしたこともあったんです．だけど，子どもが成人するまでは死ねないですよ．どんなことしてでも戻ってきてほしいんです．

　今は仕事を休んでいますが，子どもの面倒も見なくちゃいけません．娘二人とも風邪をひいていて，家で私の母親がみてくれています．夜寝るとき，「お母さんは……？」って泣きながらきくんです．落ち着いて眠れるまで抱きしめるんですけど，なかなか寝つかない．あの子達もあの子達なりに必死でがんばっていると思うんです．朝も，娘がキッチンの方をながめている姿を見て，どうしてこいつがこんな目にあわなくちゃいけないんだって悔しくて，本当にこいつがいないんだって，そう思いました．子ども達には，母親がいないとダメなんです．私だけじゃダメなんです．それに私にとってもこいつがいないとダメなんです．なんか言ってくれればいいのに，でも何も話してくれない．

　小泉先生の話からはもう長くないとそう感じました．でも，何が起こるかわからな

いじゃないですか．いつ目覚めるかわからないし，どんな治療でもやるだけのことはやってみなくちゃわからないし，回復するかもしれないって思うんです．先生は，機械を入れ替えないで，もうこのまま様子を見ることがいちばんよいと言うんです．そんな消極的なことどうして言うのでしょうか．可能性があればどんなことでもしてほしいんです．こんな大事なことを私が決めなきゃいけないのはつらいですが，自分のためにも子ども達のためにも，この選択しかないと思っています．

c. 小泉医師のナラティヴ

　　紹介元から，心筋梗塞の疑いで来ていたから急変も想定していたのですが，すぐさま挿管してIABP・PCPSを入れる状態までだとは思っていませんでした．ただ，旦那さんへの連絡は事前に紹介元の医師からされていたし，full-code（急変時でも最善の治療を行う）を確認しているということだったので，処置はスムーズに行えたと思います．

　　心筋梗塞ではなく，心筋症でほとんど心臓が動いていないから正直予後は厳しいかもしれません．あと，低酸素脳症の影響が出てくるかなと思います．ただ，林田さんは若いから，どれだけ粘れるかっていうところが勝負かと思っています．PCPSの人工肺がダメになる前になんとか状態を安定させたい．まあ，できる治療をしっかり行うことが医者としての仕事です．看護師さんも機械いっぱいで管理が大変だと思うけど，お互いがんばるしかないよね．

　　数日経って，できるだけの治療は行ってきたけど，そろそろ打つ手がなくなってきました．もう少し治療を継続して，心機能の回復を待てればいいのですが，このままの治療を継続しても今の状態では，回復の見込みがない．これ以上輸血や高い薬剤・医療機器を使い続けることは，高額医療対象で減免にはなるけれど，家族の負担も大きいかと思うんです．正直，医者としては負けかと思います．誰も直接言ってこないけど，なんとなく「これ以上治療を続けるの？」とか「もっとやらないの？」とか，いろいろな看護師さんから冷ややかな視線を受けている気もしています．

　　だけど，自分は林田さんではないし，旦那さんでもない．だから，客観的に診ることができる医者として，今できることを考えて最善の方法を選択しているつもりです．無駄な希望を与えることほど酷なことはないと思うので，情報提供には気をつかいます．ちゃんと説明すれば，旦那さんも納得してくれるはず．旦那さんへ情報提供をした上で医者としてできることをちゃんとやる，だけど，引き際も肝心でしょう．自分が感情的になったら中立な考え方や治療はできなくなってしまうので，あくまでも冷静に対処していかなければなりません．あとは旦那さんが受け入れてくれるのを待つだけですかね．ただ，最終的には旦那さんが決めた選択を尊重しなければならないから，その判断に従うしかないんだけどね．

3. 本ケースの背景

　重症患者は，意識レベルが低下し自らの意思を伝達する能力が不足していることが多々ある．刻一刻と患者の病態は変化し迅速に治療していかなければならないなか，医療者および家族に治療に関する決定が委ねられることが多い．その決定方法には，①本人の最善の利益を基準にする決定，②本人の意思を生かした代理判断，③本人の事前指示に基づく決定の3種類がある[6]が，突然の病の発症で重篤となった患者は，事前指示をあらかじめ示している場合が少なく，また家族も自分では対処しきれないストレスを抱え危機的な状況に瀕しているため，患者の利益や意思を基準とした冷静な判断が行われにくい．そのような中，生命を救うための治療は行われていくが，ケアにあたる看護師は，「患者や家族は本当にこのような治療を望んでいるのだろうか？」「自分が患者ならどうしてほしいだろうか？」と，行われている治療と自身の価値観との間でジレンマを抱えやすい．近年，集中治療領域における終末期ケアに関するガイドライン（提言）[7]や，ケア指針[8]が各学会から提示され始めている．医療チームにおいて医学的な妥当性を検討し正確で平易な言葉で見解を伝達すること，また，患者本人のみでなく，家族の権利擁護・苦痛緩和・信頼関係の維持・患者の状況が理解できる情報提供・ケア提供場面への参加の重要性が強調されている．

●●● 看護倫理の扉～感じるちからを育む～ ●●●

① このケースを読み，まずあなたが感じたことは何ですか．なぜそう感じたのかをふりかえって考えてみましょう

② 他の人が感じとったことにも耳を傾けてみましょう

③ 登場人物の"思い"やそこから感じる"疑問点"をあげてみましょう
　　また，どうしてそう思ったのか，その背景も合わせて考えてみましょう

④ このケースにおいて，どのような倫理的課題があるか自分なりに考えてみましょう
　　また，他の人とも検討してみましょう

⑤ 倫理的課題に対して，どのようなアプローチがあるか，自分なりに考えてみましょう
　　また，他の人とも検討してみましょう

ケース3　眠っているのか，眠らされているのか 伝えられなかった大切な情報

1. 野島光一さんのプロフィールと経過

<プロフィール>

野島光一さん，59歳，男性．大学卒業後，アパレル会社の営業職として仕事一筋の生活をしてきた．大学時代は，フットボールの選手で健康には自信があった．妻の理沙子さんは，同い年で大学の同級生，子どもはいない．

3ヵ月前に，息切れと食欲不振，強い腰背部痛で近医に受診．そこで地域がん診療連携拠点病院を紹介され受診したところ肺がん（小細胞がん，多発脳転移，多発骨転移）と診断される．野島さんは，苦痛の増強と衰弱感，麻痺に伴うADLの急速な低下もあり，化学療法が効果的であるとは思えず，納得して断念した．主治医から「自宅で過ごしたいのなら今がその時期，先延ばしにしない方がよい」とすすめられ，理沙子さんの希望もあり，痛みと呼吸苦の緩和のためにモルヒネ製剤等を用いて症状マネジメントを図りながら，最初の入院から1ヵ月半後に退院した．

その後，自宅での療養が1ヵ月半続いたが，呼吸苦と頸部リンパ節転移による誤嚥と声のかすれが徐々に増強し，食事量も低下し体重が1ヵ月で8kg減少する状況になった．骨転移による腰背部痛により不眠が続き，加えて胸椎転移による両下肢の不完全な麻痺のため，排泄や入浴が自力で行えなくなり，1週間前に再入院した．野島さんはモルヒネの持続注射で症状マネジメントを図り，痛みと呼吸苦で苦しまないよう望んでいる．

なお，担当の大島看護師は4年目，野島さんのプライマリーナースである．緩和ケアに関心をもち，症状緩和の研修会などに積極的に参加している．

<現在の野島光一さんの状態>
・肺がん（ターミナル後期）
・呼吸苦に対する酸素療法，モルヒネの持続皮下注射
・疼痛への対処としてモルヒネと非ステロイド抗炎症薬と鎮痛補助薬の内服
・食欲低下と倦怠感あり
・胸椎転移による両下肢の不完全な麻痺で筋力が低下し，車いす移動

＜経過＞

　再入院後，野島さんはモルヒネの注射で息苦しさと痛みが一時的に落ち着いてきた．妻の理沙子さんは食欲がない野島さんに，食べないと病気に負けると励まし，特製のムースを作ったり，冷蔵庫にも食べ物を用意し，大島看護師にも食べさせてほしいと頼んでいた．

　入院5日後から，呼吸の促迫によりポータブルトイレの使用が望ましい状況になったが，野島さんは自力でトイレに行くことを望み，この頃から，夕方そわそわする様子がでてきた．準夜帯では，「知らない男が入ってきて話しかけられた」などの混乱が認められた．夜勤の看護師が電話で理沙子さんにせん妄の説明をし，妻と本人の了解を得て，安全のために離床センサーを設置した．当直医の指示でせん妄のマネジメントを目的とした抗精神病薬と睡眠覚醒リズムの回復を目的とした鎮静剤も投与された．

　入院6日目の夜，夜勤の看護師は，ベッドから転落すると危険なので薬を使用する方がいいことを理沙子さんに伝え，野島さんにもそのことを聞くと，少し呂律の回らない口調で了承した．

　入院7日目，声をかけても覚醒しない夫に不安をつのらせた理沙子さんが，大島看護師と話がしたいと伝えてきた．大島看護師が部屋を訪ねると，夫の手を握って理沙子さんが，「どうしてこんなに眠っているの？お薬が効きすぎちゃったの？こんなんじゃ，何も食べられないしお散歩にも行けないじゃない．痛みが楽になったのに……，起きてくださーい」と話しかけていた．大島看護師にも「こんなに眠っているのは，お薬のせいですよね．せん妄の薬とか，痛み止めとか，呼吸を楽にする薬とか……，よくわからないけど，ネットで調べたら，どれも"傾眠"という副作用があるって．お薬をやめることはできませんか？全部じゃなくても，目が覚め，話ができて，少し食べられるように．これじゃあ，一日中眠っていなさいってことですよね．今日からずっとつきそいますから．任せっきりにしたのがいけなかった．ずっとついていたら，こんなに眠らされちゃうこともなかったでしょう．あっごめんなさい．わたし，看護師さんにひどいことを」と言った．

　大島看護師は，理沙子さんは田畑医師と話をした方がよいと思い，面談室へ案内した．田畑医師から理沙子さんへ，2日前からせん妄の症状が出始め，夕方から夜中にかけてひどくなること，このような時期にある患者にはよく見られる症状であることが伝えられた．意識の混乱があり，気持ちが落ち着かなくなり，本人も恐くなったり不愉快な気持ちになるなどの具体的な症状についての説明があり，まずは夜眠ることが本人にとって大切で，転倒などに注意する必要があると田畑医師は強調した．理沙子さんは「最初は，あれ？とは思ったのですが，あまり気に留めませんでした．入院前と比べて，痛みも呼吸も楽になってよかったのですが，昨日今日はこんなに眠ってしまって……，今までちゃんと話せていたし，表情もしっかりしていたのに，ぼんやりして別人みたいです．こんなになってし

まって可哀想で……」と少し涙ぐみながら話をした．それに対し田畑医師は，頸部リンパ節の腫瘍が大きくなり，病気が進行していること，胸水もたまり，肺の呼吸面積も小さくなっていること，脳へ転移もし，栄養状態も悪くなっている．せん妄を起こす原因が複数重なっているので，改善の手立てはなく，今は起こる症状を和らげるために，せん妄症状を抑える薬を使っていることを理沙子さんに説明した．さらに「目が覚めると，せん妄症状とともに呼吸苦も増え，本人にとってはつらく，入院時に，野島さんから苦しまないようにしてほしいと言われていたので……」と言った．理沙子さんは「それでは，もうこのまま眠っている方が主人にとってよいということですか？一度，お薬を止めてください．混乱していたとしても，私，ずっとつきそいますから．ちゃんと見ていますから」と少し語気を強くして言った．

大島看護師は面談を終え，奥さんの気持ちが痛いほど伝わってきてどうしたらいいか悩んでいる．

2. 登場人物のナラティヴ

a. 大島看護師のナラティヴ

野島さんとは，がんと診断された後の入院時から受け持ちで，治療のすべがなくて退院されたので，1カ月半ご自宅で過ごせたのは，よかったと思いました．もっと早く具合が悪くなって再入院されると思っていましたから．

野島さんご自身は，最初から痛みがかなりあったし，すでにやせ始めていて，相当体調の悪い変化を実感されていて，診断がついたときも，やっぱりそうですか……と言っていました．お父さんも同じ肺がんで，症状がそっくりだったそうです．でも，診断されたときに手のほどこしようがないというのは，さすがにショックだったようで気落ちされていました．当然ですよね．それ以上にショックというか，現状を認めたくない気持ちは奥さんの方が強くて，それがずっと続いておられるように感じています．もっと何かできることがあるのでは……と必死な様子でしたから．お子さんのいないご夫婦ですし，本当にお互いがいちばん大事な存在なんだなとお二人の様子から感じられました．野島さんが，ご自分が病気でいちばんつらいのに，奥さんを諭すようにお話しするので，冷静な方なんだなと思いました．でも，たまにイライラして奥さんにあたっていることもありました．

再入院されたときの野島さんは，本当に消耗して，痛みも呼吸苦もひどくて，それに下半身の不全麻痺も加わって，大きな体が1カ月半でさらにやせていて，衰弱のスピードからも，呼吸苦の悪さからも，あと1カ月くらいでお別れのときがくるのかなと思いました．食べ物も本当に受けつけなくて，野島さんは私に「食べたい気持ちが起こらないけど，理沙子が心配して工夫してくれるし，一口でも食べようとがんばるんだけど，もう，無理．体も思うように動かなくなって，二人ともダメになりそうで，

理沙子の負担を考えてもそろそろ入院だと思った」と話をしてくれました．これを聞いたとき，私は野島さんご夫婦は，二人でワンセットなんだと思いました．奥さんの気持ちがついていけてないので，残りの時間をご夫婦でどんなふうに過ごすのかとかお話はできていないんじゃないかな？と心配です．それに，奥さんの食べさせたい気持ちが強いことを，看護師によっては，野島さんがかえってつらそうで可哀想と思う人もいて……．私は，奥さんの気持ちを野島さんもわかっているからしかたないのかな？と思っていましたが，そのことをどんなふうにスタッフに投げかけたらいいのかわからなくて戸惑っていました．

　再入院当初は痛みも呼吸苦も，薬で少しマネジメントできていたのでよかったんです．でも呼吸の状態がやはり，どんどん悪くなってしまって，それに加えて，せん妄もかぶってきて．本当にせん妄はやっかいなんです．夜間はひどくなるし，眠れないとさらにひどくなるので，なんとか野島さんがしっかり眠れるようにしなければ．それに夜中は看護師の数も少ないし，活動性のせん妄になったら，その人にかかりきりになりますから．せん妄対策の薬がどのくらい必要になるのか早く見極められて，転倒したりしないように気をつけてケアをしなくてはと思いました．せん妄の始まりは，せん妄を抑えるお薬がどのくらいがよいのか，わかるまでに数日かかることが多いです．薬だけでなく，興奮や混乱を助長しないようなかかわりや，見当識を高めたり，安心していただけるように気をつけて対応します．でも，野島さんのせん妄はむずかしいと思いました．脳転移はあるし，低酸素だし，栄養状態は悪いし，骨の転移もひどいし，モルヒネも使い始めて量が一気に増えたし……，せん妄自体も野島さんにとってはつらい症状だろうなと思います．自分が混乱していることを自覚されるので．

　奥さんから話がしたいと言われた日は，私も，奥さんときちんと話さないと，きっと奥さんはすごく不安になっていると思いました．奥さんが野島さんに一生懸命起きてくださいと話しかけているのを見て，これはなんとかしなければと思いました．すでに，食べられないことで心配して，何とか食べさせたいと必死でしたから．私にも自分がいないときは冷蔵庫のものを何とか少しでも食べさせてほしいとお願いされていました．それにせん妄が加わってしまって，最悪のパターンだと思いました．まだ，再入院して1週間なのに．奥さんに眠らされている，薬を止めてほしいと言われたとき，ああ，やっぱり奥さんはそう感じられたんだ，せん妄がひどくなったときに電話でなくて，夜でも来ていただいて直接お話をすればよかったのかなと後悔しました．野島さんが眠らされたと奥さんが感じてしまったのはしかたないかなと思います．お薬を止めてほしいということは，気持ちとしてはわかります．でも野島さんにとってはせん妄症状も呼吸苦もつらいと思います．どうやって奥さんにそこを理解してもらえるでしょうか．ただ説明しても気持ちはついていかないでしょうし，どうしたらいいのでしょうか．

　私は，奥さんを田畑先生が待つ面談室へ案内しました．その間，奥さんは緊張した様子で無言だったので，私は奥さんが先生の前で先程のような思いを言えるのだろう

か，逆に怒りを爆発させるのではないかと心配でした．先生が先に面談室にいたのですが，私は，奥さんが無言で一礼して椅子に腰かけた様子に私まで緊張してのどが詰まるような思いでした．田畑先生は，現在の病状と今回の入院目的を奥さんに理解してもらおうと説明されたと思います．入院目的は，野島さんは「苦しくないように」と明確でしたが，奥さんはすでにその時点で気持ちが追いついていないのは，私も先生も感じていました．なのに，田畑先生は奥さんに向かって身を乗り出して，説得するような説明になっていらしたのが気になりました．私は，奥さんが，私たち医療者は，理屈ばかりで気持ちをわかってくれないと感じているんじゃないかと思って，奥さんの気持ちに添うような言葉をかけたいと思いましたが，田畑先生の説得するような調子とあまりにかけ離れているように思えて，うまく言葉が出てこなくて，そんな自分を情けなく思いました．

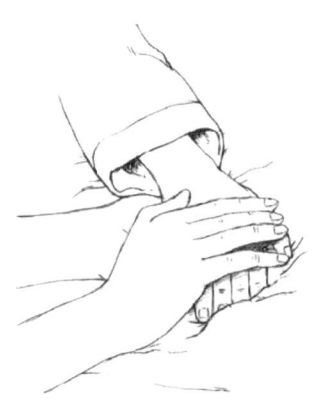

b. 野島光一さんのナラティヴ

　　家で少しの間過ごせたのは本当によかった．でも最後の方（再入院前）は本当につらかった．呼吸が苦しいし，痛みも強くなって，足には力が入らないし，トイレもままならなくってしまった．食べたい気持ちもなくなって，どんどんやせていくし，声もだんだんかすれちゃって．体も思うように動かなくなって，二人ともダメになりそうで，妻の負担を考えてもそろそろ入院だなと思った．もう，これ以上は家にいられないと思ったし，もう入院するしかなかった．

　　先生は，再入院の面談でこれからどう過ごしたいですかときいてきた．もう，いよいよだと思いました．これからどうやって過ごすのか，はっきりしなくちゃいけないんだなと．先生にはとにかく，今のつらい症状を何とかしてほしいと伝えました．先生から前に画像を見せられて，がんが自分の体に食い込んでどうにもならないのは，もう十分わかっていました．もうどうしようもないんです．今さら，じたばたしたって格好悪いし，苦しまないようにしてほしいことだけを先生に頼んだんです．今は，苦しくならないように，静かにそっとしておいてもらいたい．また入院前のような苦しさがあるのかと思うと恐いよ．

　　入院して，薬の調節をしてもらって，酸素も始めて，少し楽になりました．ただ，

昼も夜も眠くて頭が重たい．いろいろ考えるのは億劫．食べるのも億劫．食べたい気持ちが起こらないけど，理沙子がいろいろ心配して工夫してくれるし，一口でも食べようとがんばってきたけれど，もう無理かなと思っている．

情けないよ．苦しくてたまらないけど，排泄は何としてでもトイレに行ってしたいよ．悪いけど，酸素のチューブを届くようにして，車いすで手伝ってもらって，トイレの外で待っていてほしいな．

理沙子の悲しそうな顔を見るのは何よりもつらい．彼女もかなりまいっているから，休ませたいけれど，次々いろんなことを考えて，動きまわっている．1つのことに集中すると手を抜けない性分だから余計心配だよ．やりすぎるからね，いつも．そこがいいところでもあるんだけど……．入院したから少し休めるといいんだけど．

c. 野島理沙子さん（妻）のナラティヴ

この3ヵ月，何がなんだかわからない毎日です．最悪の診断を受けて，本人はあきらめが早すぎます．つらいのは，光一さんだとわかっていても，怒りが込みあげてくることがあります．なんとか自分をなだめて，現実的に対処しようと思うのですが．

私にできることは，何だろうと一生懸命考えました．抗がん薬が効かないなら，あとは自分のもっている体力と免疫力が頼りでしょう？だから，それを少しでも維持するのに，私ができることは何かと考えたら，食べられるものを作ることかなって．でも，なかなか思うようにはいかない．光一さんが好きだったものや，食べられそうなものを作ってもっていくのですが，なかなか食べてもらえません．光一さんが食べたいときがいつなのか，そのタイミングを逃したくないから，看護師さんにそのときになって私がいなかったら，冷蔵庫のものを食べさせてくれるようお願いしてあるんです．でも私が，そうやってがんばろうと思うと，かえって光一さんを苦しくさせているのかしらと落ち込みます．

1ヵ月半，家で過ごしましたが，大切な時間のはずなのに，つらかった．これが健康な状態の休暇だったらどんなによいだろうかと．だって，日に日に悪くなっていくのがわかるんです．みるみるうちにやせてしまって．でも，私が悲しい顔をしたらいけないと思って元気にふるまってきました．

二人とも，家で過ごすことがきつくなって，再入院させてもらって，ちょっとホッとできるかと思ったら，この状態で．田畑先生や看護師さんが説明してくださることを理解しようと思うのですが，どうしても納得できない．そうなんだって，腑に落ちないんです．病気の重い患者はこういうもんだって言われているように聞こえてしまって．

担当の大島看護師さんは，私が言うことをよく聞いてくれるのですが，それに対して，どうかということはあまり言ってくれなくて，私が強く言うと困らせてしまうのかなと思ってしまいます．

田畑先生は，これが現実だというふうに説明されますが，最初は痛みと呼吸困難を和らげるということだったのが，せん妄が出てきて，痛みと呼吸困難はどうなっ

ちゃったのか？私には，全部がごっちゃになって，煙に巻かれてしまった説明のようでもやもやしているんです．最終的にはこの時期の患者がこうなるのはしかたがないっていう感じで．詳しく説明しても理解できないと思われているのかしら？理性的だけれど，突き放されている感じがしてしまう．

　症状を和らげるためって，お薬を使うけれど，ボーっとして眠っている時間ばかりで，別人になってしまったみたいで，恐いです．だから，お薬を止めてもらって，様子を見たいと思いました．私がずっとそばについていて，少しくらい混乱していても薬を使わないでいてもらった方がいいのかなと思うのです．でも夜は看護師さんも少ないし，落ち着かない患者がいたら困るんだと思います．

　私も，疲れていて，一杯一杯なので，変なこと言っているのかもしれません．

d. 田畑医師のナラティヴ

　野島さんと私は，同じ世代です．仕事に邁進してきて，このような病気になって，発見されたときには手のほどこしようがない……．それに対して，いろいろ苦しみもあると思いますが，ある部分，野島さんの言動のなかの潔さにひかれるものがあります．自分だったらどうだろうかと，あんなふうに淡々としていられるのかなと疑わしい．

　ご夫婦仲がとてもよいので，なおさら奥さんはつらいのだろうと思います．でも，野島さんの意向がはっきりしているので，それを守るのが周りの者の務めだと思います．奥さんにも，そこを了解してもらわないといけないのかなと．奥さんはご主人の今の状況をわかりたくないのかな？と感じます．聡明な方だと思いますが，現実に圧倒されている．でも，最悪のこともまったく想像していないわけではないから，少しずつでも事実をきちんと伝えるしかないと思いました．

　ただ，せん妄はまだマネジメントの途上なのでもう少し時間が必要．野島さんを眠らせるのが目的でなくて，せん妄を緩和するのが目的なのですが，二次的に眠る状況になってしまっています．ただ，野島さんの呼吸状態もかなり悪くなっているので，そううまくいくかどうかもわからない．その不確実性を奥さんにどう理解してもらえるか．

3. 本ケースの背景

　緩和ケアの知識や技術の向上によって，患者のさまざまな苦痛を緩和することができるようになってきたが，それでもなお緩和できない苦痛がある．そういった苦痛に対し終末期において鎮静（セデーション）を実施することがあるが，それに伴う倫理的課題がある．鎮静とは，「①患者の苦痛緩和を目的として患者の意識を低下させる薬剤を投与すること，あるいは②患者の苦痛緩和のために投与した薬剤によって生じた意識の低下を意図的に維持すること」と定義される[9]．鎮静によってもたらされる利益（好ましい結果）は，苦痛緩和である．一方，害（好ましくない結果）は，意識の低下によりコミュニケーションができなくなることなどである．このように，鎮静には益と害が伴うので，その目的が苦痛の緩和であるということや，患者の意思表示の有無，家族への配慮，あらゆる選択肢を検討したかどうか，チーム内での合意などさまざまな点からの検討が求められるのである．

●●● 看護倫理の扉〜感じるちからを育む〜 ●●●

① このケースを読み，まずあなたが感じたことは何ですか．なぜそう感じたのかをふりかえって考えてみましょう

② 他の人が感じとったことにも耳を傾けてみましょう

③ 登場人物の"思い"やそこから感じる"疑問点"をあげてみましょう
　　また，どうしてそう思ったのか，その背景も合わせて考えてみましょう

④ このケースにおいて，どのような倫理的課題があるか自分なりに考えてみましょう
　　また，他の人とも検討してみましょう

⑤ 倫理的課題に対して，どのようなアプローチがあるか，自分なりに考えてみましょう
　　また，他の人とも検討してみましょう

ケース4　本人と家族，医療者とのはざまで利用者の尊厳をどこまで守れるのか

1. 古石達夫さんのプロフィールと経過

＜プロフィール＞

　古石達夫さん，82歳，男性．薬品会社に勤め，薬品の研究者，管理職として活躍し，65歳で定年を迎えた．その後は，妻の美枝さん（75歳）への感謝の気持ちも込めて，よく2人で海外旅行に出かけていた．あまり近所づきあいはないが，達夫さんは，地域の行事に参加したり，図書館や公園に出かけたりしていた．自宅では，読書をしたり，音楽を聞いたりして過ごしていた．子どもはおらず，親戚は遠方に住んでいるため，年賀状の交換をする程度のつきあいになっている．

　6年前に，慢性心不全と診断されて，病院の外来に通院し，薬の処方を受け，心不全をコントロールしていた．達夫さんは，欠かさず通院し，医師に言われた生活上の注意をきちんと守っていた．しかし，ここ1年，2～3ヵ月に1度，心不全が悪化し緊急入院することがあった．入院後は，点滴治療で，すぐに浮腫も改善し適正な体重に戻るため，1～2週間で退院した．達夫さんは，入退院をくりかえすようになってきたため，担当の佐久間医師からのすすめもあり，今回の退院後訪問看護の導入をした．

　なでしこ訪問看護ステーションから週1回の訪問看護が開始され，小林看護師が主担当になった．外来通院は，入院前と同様に，佐久間医師が担当している．なお，小林看護師は訪問看護2年目で，以前は内科病棟に2年間勤務していた．

＜現在の古石達夫さんの状態＞
・慢性心不全
・介護認定：要介護2

＜経過＞

　達夫さんは，薬品の研究者であり，薬にも詳しく，慢性心不全と診断されてからも，薬や病気について，よく理解していた．佐久間医師は，達夫さんの自己管理レベルは高いと考え，外来は月1回とし，達夫さんが毎日，自分で体重測定をし，体重の増減によって利尿薬を自己調整するように指示を出していた．達夫さんは，血圧の自己測定，浮腫の観察をし，病状日誌をつけ，外来で，佐久間医師に確認してもらっていた．このようにして6年間，慢性心不全は大きな悪化なく

経過していた．

　しかしここ1年は心不全が悪化し，緊急入院をするものの，少し点滴治療をすればよくなることをくりかえしていた．佐久間医師は，達夫さんに対して，「なでしこ訪問看護ステーションから看護師さんに来てもらってはどうでしょう．看護師さんは自宅に来て病状の確認をしてくれるので，できるだけ入院せずに済むように，いろいろとアドバイスをしてくれますから」と説明した．達夫さんは，この頃の緊急入院で不安になっており，「看護師さんが来てくれるなら安心だ．そんな制度があったのですね．うちは子どももいないし，相談できる人もいないので，看護師さんに来てもらえると安心だ」と快く受け入れた．

　小林看護師は，達夫さんの担当になり，週1回の訪問看護を開始した．小林看護師の訪問時，達夫さんは，仕事で活躍していたことや妻との旅行の思い出を楽しそうに話した．小林看護師は，薬の確認をし，1回目の訪問を終えた．訪問中，妻の美枝さんは，夫のかたわらに座り，多くを語らなかったが，「私は，結婚してから，自分の仕事をやめて，この人を支えてきました．この人は，病気や薬の知識もあるし，外来にも1人で行っているし……，私は，病気のことはよくわからない」と話した．

　1週間後，小林看護師は2回目の訪問をした．薬の残薬を確認したところ多いことに気づき，達夫さんがきちんと内服していないのではないかと考えた．達夫さんが，初回の訪問時にした昔話をくりかえしていたことも気になった．小林看護師は，薬箱を作り，セットして，薬のカラを残しておき，看護師が訪問時に服薬確認をする方法を達夫さんにすすめた．しかし，達夫さんは，「そんなこと，子どもみたいじゃないか．そんなになったらおしまいだよ．自分でできるから」と声を荒げて，表情を硬くした．

　美枝さんは，訪問中，何も話さなかったが，小林看護師の帰り際，外に出て追いかけてきて「（達夫さんは）物忘れをして，それを指摘すると怒鳴るようになった．こんな人ではなかったと思うと悲しい」と話をして，急いで戻っていった．

　小林看護師は，2回の訪問を終えて，達夫さんにどうかかわればよいのか戸惑い，佐久間医師に相談に行ったが，佐久間医師は忙しく，達夫さんの在宅療養のことまで，一緒に考えてもらえなかった．

2. 登場人物のナラティヴ

a. 小林看護師のナラティヴ

　　　　　訪問開始前，達夫さんが大手薬品会社の研究者，管理者であったという情報を得ていたので少し気後れしてしまい，初回の訪問はとても緊張しました．2年間勤務していた内科病棟では，訪問看護ほどには患者さんとじっくりコミュニケーションを取ることはなかったし，日々受け持ちが変わるので，患者さんとのかかわりに悩むことはありませんでした．

　　　　先日，私は，ターミナル期にある男性のところに訪問に行き，「なんでだんだん悪くなっていくんだ，どういうことだ」と問い詰められ，怒りをぶつけられたことも尾をひいていて，なんだか恐くなっていました．達夫さんに会ったときも気むずかしい男性に接するのは嫌だなと思っていました．患者さんは病気でつらいのだから支えなきゃと思うのですが……，なんだか気が重く疲れてしまうのが正直な気持ちです．

　　　　2回目の訪問のとき，どうも達夫さんは，物忘れが生じており，利尿薬などの薬をきちんと飲めていないのではないかと感じました．でも在宅では毎回看護師が服薬確認することはできません．これが入退院をくりかえす原因ならば，なんとかしなければと思いました．まず，薬箱をつくり，1週間薬をセットする方法を提案しましたが，達夫さんに怒られてしまいました．私はその時，達夫さんはプライドが高いから，どう受け入れてもらうかむずかしいなと思いました．病棟なら看護師が箱に薬をセットして内服確認をすることに文句を言う患者さんはいませんでした．在宅って達夫さんのように我が強く，わがままだととてもむずかしくなります．

　　　　でも，在宅といえども服薬管理は看護師の責任で，病状悪化を防がなければいけないって……，私は思うんです．看護師として，患者さんの病状が悪化することを黙って見過ごすわけにはいきません．でももし，また今度達夫さんを怒らせてしまって訪問を拒否されたら，訪問看護ステーションの上司に私の力不足を責められるでしょう．訪問中もそのことが頭をよぎりました．私はまだ訪問看護2年目なので，上司は私を信頼してくれず，何かあると私の力不足を責めてきます．そんな時，とても孤独を感じてつらくなります．ただでさえ1人で訪問し，緊張しながら看護をしているのに，訪問看護ステーションに戻れば上司から責められると，なんだかやりきれない気持ちになって，涙が出そうになります．

　　　　達夫さんと奥さんの関係性も何か変な感じを受けました．この年代の夫婦ってこんな感じなのかなあと思ったりして．長年，社会で活躍した達夫さんに，奥さんは従い，尽くしてきたような印象を受けました．でも2回目の訪問で，帰り際に奥さんが私を追いかけてきて，奥さんも大変な思いを抱えていると思いました．やっぱり，達夫さんは物忘れが出てきて，服薬の自己管理ができなくなってきて，このところ入退院をくりかえすようになったのです．まだ病状からして服薬管理ができれば安定した病状で家にいることができます．達夫さんはプライドが高く，自分自身，物忘れをしてい

ることに気づいていないので，服薬管理の方法を変えることはなかなかむずかしいと思います．

　奥さんになんとかかかわってもらえないかと思ったのですが，奥さんは達夫さんの変化を受け入れられず，しかも達夫さんにこうしたほうがよいと言えない関係性なのでむずかしいと思います．そればかりか，奥さんは疲れており，半分あきらめているような感じです．達夫さんは人の手が必要になってきているにもかかわらず，奥さんの意見も聞かず，二人の関係性もぎくしゃくし始めているようです．達夫さんの物忘れの原因も診断してもらったほうが，早く治療を開始したり，デイサービスに通ったりできるのでよいのではないかと思うのですが……．本人に納得してもらえないので受診もできないでしょうね．達夫さんは室内で身の回りのことは自分でできています．それだけにかかわりがむずかしいですよ．

　2回の訪問を終えて，私は佐久間医師に相談に行きました．佐久間医師は温かい人柄ですが，とても忙しい人です．私が達夫さんの様子を伝えると，佐久間医師はなんとなくそんな状況かなと思ったんだって言ってました．佐久間医師は，達夫さんのことはよく知っていましたが，あまり達夫さんの奥さんとは話す機会をもっていなかったようです．佐久間医師は，しかたがないから，とにかく悪くなるまで家にいて，救急車で運ばれてくるしかないよって言ってました．それくらいの病状では，うちの病院には入院できないでしょって．それから，認知症の検査のことは本人が受け入れないから無理だって話していました．

　佐久間医師は忙しいのかもしれませんが，救急車で運ばれてくるしかないなんて，ひどいと思いました．やっぱり，心不全なのだから早めに悪化を防ぐように考えてもらいたいと思います．でも医師はそこまで考えてくれないと感じて，ショックを受けました．佐久間医師は働き盛りの年代ですから，治療を受けたい患者さんはたくさん待っているし，忙しいからしかたないかなとも感じました．でも，やっぱり，このまま達夫さんたちを放っておくと，防げる病気を見過ごしているようで罪悪感があって……，奥さんも追いつめられるのではないかなって．長年，夫婦二人三脚で生きてきても，最後はこんなになるなんて，なんだかつらいですね．

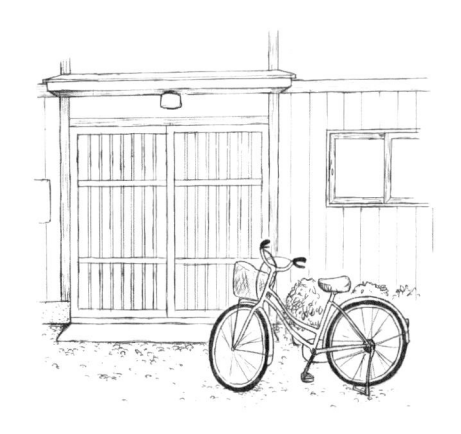

b. 佐久間医師のナラティヴ

　　僕は達夫さんと 6 年前に出会ったとき，とても紳士的な態度が印象的だったことを覚えている．製薬企業で研究者として，管理者として知的に誠実に勤めていた雰囲気を感じた．達夫さんの専門が薬品で，医療ともかかわりが深いし，そういった意味でもなんか仲間のような親近感を感じていた．僕のことを信頼してくれて，誠実に治療を続けていた．でも，このところ入退院を繰り返して……，もう 82 歳になったから，歳をとってきたよね．もちろん，僕も一緒に年をとってきたわけだけど……なんだか父親をみているような感じかな．

　　そろそろ診療所の医師に引き継いで往診をしてもらい，入院時はうちの病院で受け入れる体制をとってもいいけれど，もう少し自分で診てあげたいという思いがある．達夫さんのためにも外来通院することが気持ちのハリになってるでしょ．それを失ったら，ダメになっちゃうよ．

　　先日，小林看護師が来て僕と話をしていったけど，達夫さんは少し認知症もあるのかな，しかたがないと思うよ．循環器の患者は多いから，僕は毎日忙しくて．入院患者や外来患者の診察をして，心臓カテーテルの検査もしなければならないし．達夫さんと同じくらい高齢の患者さんもたくさんいて，生活上，困ったこともあるようだから，達夫さんのことが気になるときもあるけどね．でも僕は命に即かかわる仕事からしなきゃいけないから，そこまで手が回らない．なでしこ訪問看護ステーションは，そういったところをカバーしてくれて，ありがたいと思いますよ．

　　家で内服がきちんと行えなくて，病状が悪化して入院してくる患者さんはときどきいる．それはもう自己管理の限界で，自己責任だからしかたがないよね．うちの病院は急性期病院で，ベッドは，ほぼ満床だから，早めに入院させることはなかなかむずかしいしね．悪くなってからでないと．入院日数の短縮化で，これが日本の社会システムだから．でも，もし自分の親だったらと思うと，かわいそうかな．救急車で運ばれるなんて，僕の親なら嫌がるだろうし……．でもやっぱり僕は医者で，たくさんの患者さんを診なきゃいけないから，すべての患者さんが理想的にというところにまでかかわれないよ．まず，命を救うことが第一．1 人の患者さんに，あまりゆっくり肩入れしちゃうと，ほかの仕事ができないし……，それって，公平じゃないよね．

c. 古石達夫さんのナラティヴ

　　僕は，仕事が好きでね．会社に入って，いろんな仕事ができてよかったと思う．いろいろな薬が発展したおかげで，日本の平均寿命は高くなったんだよ．寿命が長くなり，人々の人生が豊かになる．自分の仕事で人々が救われるということには，誇りをもっていたよ．部下にもそのことを伝え続けてきた．研究開発って，ただ毎日研究やってるだけじゃなくて，やっぱり人々を思う気持ちと，いい仕事をしてると思える誇り，それがないとよい研究者にはなれない．薬品は，人の体に入るものだから，研究者の誠実さがないと，本当にいいものはできないんだよ．

　　佐久間医師のことは，本当に信頼している．やっぱり，人としての誠実さがあるし，

僕の命を助けてくれたから．今さら他の医者に変わるのは不安だな．

妻は，よく僕に尽くしてくれた．おかげで，健康で元気に働くことができたと感謝している．だから，定年後は海外旅行につれていって……，妻へのお礼もあるんだよ．それができたことは，とてもよかったよ．今も目を閉じると，旅行した先の，きれいな山や湖が思い浮かぶ．ただ，妻は1人では生きていけない．家事はよくやってくれるけど，他のことはできない．金銭管理や社会的なことは，僕がやってきたし．子どもはいないし．僕が先に逝っちゃうと，困っちゃうと思うよ．おとなしいし，あまり友達もいないから．それでも静かに，文句も言わず，僕についてきてくれた．

このところ妻は，薬の心配なんかをしてうるさく言うから，僕はイライラして．まるで僕を子どものように注意してくるから，腹が立ってね．僕が年をとったと思って，バカにしてるんじゃないかと思うことがある．今まで面倒見てきてやったのに．ボケたりなんかしないよ．

看護師の小林さんが来てくれて感謝している．もう年だし，これからも何かのときにはお世話になるかもしれないし．でも，小林さんは若いし，なんか子どもっぽく扱われているような感じがして，いやだな．若いうちはしょうがないよね．

d. 古石美枝さん（妻）のナラティヴ

夫が社会人として，立派に仕事をしてくれたおかげで，私は経済的にも安定して暮らすことができて，感謝しています．私は，自分の父母を見てきて，女は男の人に尽くすもんだって……．今は時代が変わってきたけどね……．私の母はそうやって家のなかのことをよくやって，戦後の大変なときに家族を守ってくれたんです．私の父は厳しい人で，子ども心に父が恐くて，あんまり口は利けませんでした．

今の夫と歩んできた人生は幸せでした．でも，1年前くらいから，夫は物忘れがひどくなってきて，私にもあたるようになりました．物忘れを指摘すると，夫は認めないんですよ．プライドがあるでしょ．私にあたるようなことは，今までなかったので悲しいです．私は夫だけを頼りに生きてきましたから．

看護師の小林さんが，初めて来て下さったとき，ほっとしました．夫のこんな様子，自分1人では受け止められないから，わかってくれる人ができたなと思って．夫は1人で外来も行ってましたし，大事なことは1人で決めてきましたから，私には口出しできません．私に話しても，あてにならないって思ってるんでしょうね．私は，小林さんが言うように，看護師さんに薬をセットしてもらったらいいと思いました．私が薬の確認をしてあげればいいんでしょうけど，そんなこと本人はさせないでしょうしね．そういうところは，私を信頼してないです．

でも私だって学生時代は好奇心があふれてたくさん本も読みました．今思えばその頃は楽しかった．新しいことを知るのが楽しかったし，お友達とふざけたり，いたずらしたりね．いい思い出ね．結婚してからは，家のことをしなきゃならないから，お友達とも疎遠になっちゃったわね．その分，夫が旅行に連れて行ってくれたり，よくしてくれましたよ．夫が職業人生を全うしてくれたから，夫に仕えたことで，私の役

目が果たせたのかなと思っています.

　このところの夫の様子を見ていると，今までと違うんです．物忘れをして．自分がだんだん衰えてきていることは受け入れられないみたいで．私が何か言うと怒るから恐い……．暴力をふるう人ではありませんけどね．将来，私1人で夫の面倒を見てあげられるか不安になります．

　入退院もくりかえしていて．夫は病棟の看護師さんにはいい顔したいから，いろいろ頼めなくて，結局私がつきそわなきゃいけないんです．病院のつきそいは疲れます．病院の椅子に座っていると腰が痛くなるし，気が休まる場所が病院にはないですよね．この年になると病院通いだって楽じゃないんです．

　小林さんが訪問して来てくれたのでほっとしました．なんか外からの風を運んでくれる．夫婦二人の生活も，こうなってしまうと息がつまります．子どももいないし，夫が近所づきあいを好まないので，ご近所の方とは距離をおいてきました．ご近所の人とは顔なじみだから，いざという時には助けてもらえると思うけど，ちょっとしたことは相談できません．年をとって，年々私たちは遠出ができなくなってきて，家にいることが多くなったでしょ．もうちょっとご近所づきあいをしておけばよかったと悔やまれます．ここは町会活動も活発で，いい地域なのに，もっと早く入れてもらっておけばよかった．夫が先に逝ってしまった後のことを思うと不安になるんですよね．ちょっと人にそんな話ができれば気が晴れるのに．これからどうなるかと思うと気分が落ち込みます．

3. 本ケースの背景

　平成 24 年国民生活基礎調査によると，高齢者世帯は，1024 万 1 千世帯（全世帯数の 21.3％），そのうち，夫婦のみの世帯が 501 万 7 千世帯（高齢者世帯数の 49.0％）と約半数を占めている[10]．夫婦のみの世帯において，2 人が自立した生活を送ることができている時期には，問題なく生活を続けることができるが，いざどちらかが病気やけがをして，介護が必要になった場合，世話をする人も高齢であり，困難が生じる場合がある．このような状況は，老老介護とよばれている．

　また，高齢者夫婦のどちらかが，もしくは 2 人ともが，認知症などにより意思決定ができない状況になることがある．そのような場合，親族が代理人になるのか，代理人が見つからない場合などは，成年後見制度などの利用もふまえ，行政やソーシャルワーカーと連携を取っていく必要がある．

　近年，近隣とのつきあいが希薄になりつつあり，個人の力でその環境を変えることは容易ではない．地域で趣味の集まり，催しや町内会イベントを開催し，「身近なコミュニティをつくる」場やきっかけの提供が求められている．1 人ひとりが地域づくりを意識し，お互いを見守る温かいまなざしこそが，いざという時の力になっていくであろう．

●●● 看護倫理の扉〜感じるちからを育む〜 ●●●

① このケースを読み，まずあなたが感じたことは何ですか．なぜそう感じたのかをふりかえって考えてみましょう

② 他の人が感じとったことにも耳を傾けてみましょう

③ 登場人物の"思い"やそこから感じる"疑問点"をあげてみましょう
　　また，どうしてそう思ったのか，その背景も合わせて考えてみましょう

④ このケースにおいて，どのような倫理的課題があるか自分なりに考えてみましょう
　　また，他の人とも検討してみましょう

⑤ 倫理的課題に対して，どのようなアプローチがあるか，自分なりに考えてみましょう
　　また，他の人とも検討してみましょう

ケース5　組織の使命を果たすことと　スタッフの安全を守ること

1. 松下育子さんのプロフィールと経過

＜プロフィール＞

　松下育子さん，36歳，女性．A県にあるB病院（約700床）のC病棟の看護師長である．C病棟は，内科病床30床と感染症病床20床の合計50床を有している．スタッフ数は30名で中堅看護師が多い．松下さんは，この病棟で師長となり3年が経過し，ようやく慣れてきたと感じていた．

＜経過＞

　松下さんが所属するB病院は，A県知事に指定された感染症指定医療機関である．C病棟では，感染症法で指定された疾患に罹患した患者を今まで受け入れてきたが，これまでの入院患者は，感染力，重篤性ともにそれほど高くなかった．ここ数年，強毒性の呼吸器感染症の世界的な流行が予想されており，B病院でもマニュアルの作成をし，感染管理の担当者を中心に感染症病棟の師長である松下さんも参加してきた．また，C病棟のスタッフを巻き込んで，防護具着脱の訓練を行ってきた．

　ある冬，この新型感染症に罹患した患者数名が米国で報告され，日本国内でもテレビや新聞で連日報道されるようになった．新型の感染症は，日本の感染症法で指定される疾患となったため，A県で患者が発生した場合にはB病院で必ず受け入れることとなった．報道されている疾患は，これまでC病棟で受け入れてきた感染症と比べて，感染力，致死率ともに高いと予想されている．

　C病棟のスタッフは，感染症看護に魅力を感じてC病棟を希望したというより，内科病棟を希望して配属された者，たまたま院内異動で配属された者がほとんどであった．ニュースを見たC病棟のスタッフたちは，自分たちに感染が及びかねない強毒性の感染症患者を看護することに強い不安を感じていた．

　ある朝，松下師長が出勤してくるなり，病棟の中心的スタッフである中野看護師は，「私は元々，感染症看護をやりたくてC病棟を希望したのではありません．親からも『あなた，あの病気の患者さんを看ることになるの？患者さんから病気がうつるんじゃないの？　大丈夫？』と心配されています．万が一，患者から私に感染したら生命の危険もあるし，とても不安です．実際，中国でSARS（重症急性呼吸症候群）が流行したときには，看護師が患者から感染し死亡したとい

うことがありましたよね？病院は私たちのことをちゃんと守ってくれるのでしょうか？何かあったときの補償はされるのでしょうか？自分の身を犠牲にしてでも，看護しなければいけないのでしょうか？」と詰め寄った．中野看護師の声に同調して，ほかの看護師も口々に「私も不安です．看護したくありません」と訴え始めた．松下師長は，スタッフたちの強い語気に圧倒され「そう言われても……」と返すのがやっとであった．

　ほどなくして隣の県で患者の感染が確認された．松下師長は，青ざめた顔で看護部長室に走り，「C病棟のスタッフたちは，自分たちに感染するのが恐いので，新型の感染症患者の看護はできないと言っています．A県でもこの感染症の患者が確認されれば受け入れなければなりません．でも今の状況では，スタッフも感染を恐がっていますし，C病棟で新型の感染症患者を受け入れることはできません．どうしたらいいのでしょう？」と看護部長に泣きついた．それを聞いた看護部長は，「それは困ったわね……．そうは言ってもマニュアルも作ったし患者受け入れの練習もしたし……，何とかならない？院長にも相談してみたら？」と返した．松下師長は，院長室をたずね，院長に同じように話した．院長は「君は，なにを言ってるんだ！それでも，感染症病棟の師長か！感染症患者を受け入れることはうちの使命だぞ．なんとかしなさい」と言ったきりで，松下師長の話を聞こうとはしなかった．

2. 登場人物のナラティヴ

a. 松下師長のナラティヴ

　看護師長としてC病棟に配属されて，3年が経過しました．今まで私たちの病棟で受け入れてきた感染症患者は，感染力，重篤性ともにそれほど高くない患者さんばかりでしたが，ここ数年，強毒性の新型感染症の世界的な流行が予想され，そういった患者さんを受け入れる日がくるかもしれないと思う反面，うちの県で患者さんが発生するかわからないし，どこか他人事でした．そのうち病院でも対応を考えなくてはいけないということになり，私は感染症病棟の師長として責任がありますので，感染症管理の担当者たちと一緒にマニュアルの作成をしました．マニュアルだけではなく，C病棟のスタッフと一緒に防護具の着脱訓練もしましたが，実のところ私自身あまり現実感がありませんでした．スタッフもそうだったかもしれません．

　今朝のニュースで，米国で初めて新型の感染症患者が確認されたと知りました．起こってほしくないことが起こってしまいました．いずれはC病棟で患者を受け入れるかもしれないと思うと気が滅入ります．スタッフたちが患者を看ることに不安を感じているのは，なんとなく気づいています．私に向かって何か言ってくるかもしれません．どうやって答えたらいいかわかりませんが，気持ちを奮い立たせて出勤しました．やはり，すぐに中野さんから，もし患者から感染して自分たち看護師が命を落とすよ

うなことがあれば，どうしてくれるのかと詰め寄られました．「病院は，自分たちのことを守ってくれるのか」とも言われましたが，そんなこと私にもわかりません．その場にいたスタッフ全員が，私を非難するような目で見てきて，どうしていいかわからなくなり，逃れたい気持ちになりました．確かに，強毒性の新型感染症の流行は予想され，マニュアルを作成し，スタッフは防護具の着脱だけは訓練してきましたが，だからといって心の準備ができているとは言えません．最前線で新型の感染症患者の看護をするスタッフをどのように守っていくか，万が一，患者さんから感染した場合，どのように対応するのか，院長や看護部長からは何も聞いていません．ですので，スタッフから質問されても，私だって答えられないのです．スタッフが感染を恐がる気持ちはよくわかります．だってどんな防御をしたとしても，感染のリスクはゼロではないんですから．

　強毒性の患者さんを看るということは，スタッフの生命に危険が及ぶのです．そのことを，私は十分に理解しています．最も安全な方法は，C病棟のスタッフを新型の感染症患者の看護から外すことです．私だって，患者からの感染で部下を失うことはなんとしても避けたいです．スタッフを守りたい気持ちでいっぱいです．でもそうすると，新型の感染症患者をどこの病棟で受け入れ，いったい誰が看るのでしょう……．当院で感染症患者を受け入れられる設備を整えているのはC病棟だけです．

　数日後，ついに隣の県で初めて患者の感染が確認され，もしかしたら次はうちではないかと思いました．スタッフから，ちゃんと病院は守ってくれるのかと言われたこと，誰にも相談できずにいました．万が一，スタッフが感染した場合の補償についても，院長や看護部長に相談できないでいました．スタッフに何も答えられず，最近は師長として信頼されていないようにも感じます．私自身，患者を受け入れる覚悟ができておらず，隣の県で初めて患者の感染が確認されたという知らせを聞いて，頭が真っ白になりました．

　とにかくいてもたってもいられず，誰かに相談せねばと思い，看護部長の部屋に行きました．私は看護部長に，スタッフが患者から感染することを恐がっているので，患者を受け入れられない状況であることを必死に伝えました．それなのに看護部長は私の顔もまともに見ずに，「マニュアルもあって，訓練もしたんだから何とかなるでしょ」っていうんです．スタッフの感染への恐怖や病院としてスタッフの安全を守ることなんて，部長は考えていないと思いました．最後には院長に相談したらよいと言われたので，これ以上相談しても無駄だと思い，院長のところに行きました．

　スタッフからは感染が恐いと言われ，スタッフの安全を守るにはどうしたらいいかわからないと伝えると，院長は立ち上がり目をつりあげ，「それでも感染症病棟の師長か！」と大きな声で怒鳴りました．私は院長のものすごい剣幕を目のあたりにして，恐くなって何も言えなくなりました．

　感染症指定病院というB病院の使命，C病棟の使命がある限り，患者の看護を担うのはC病棟のスタッフであることに間違いありません．そして，患者の看護を担うよう職務命令を下すのはC病棟の師長である私の役目です．しかし，スタッフをみすみ

す危険にさらすわけにはいきません．スタッフを守りたいという思いと，組織の使命を全うするという管理者としての責任との間で板挟みになり，私はどうしたらよいかわかりませんでした．

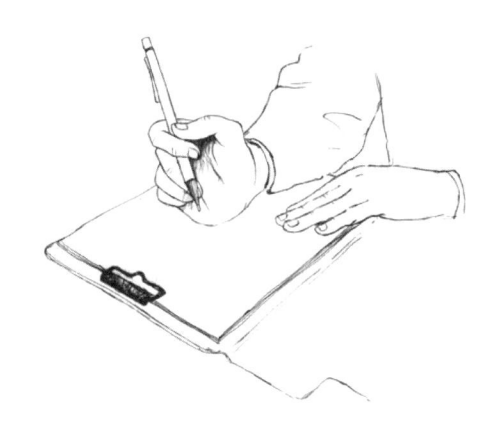

b．スタッフナース（中野さん）のナラティヴ

　　　私は，看護師になって10年目で，C病棟では3年目です．この病棟での看護にも慣れてきました．以前は外科病棟で働いていましたが，C病棟は内科で慢性疾患が多く比較的ゆったり看護をしていると聞き，希望して異動してきました．感染症看護に特別に興味があったわけではありません．

　　　ここ数年，強毒性の新型感染症の世界的な流行が予想されているのは知っていましたが，自分たちの病棟でその患者を受け入れるという想定は全然していませんでした．防護具の着脱訓練はみんなでしましたが，本当にこれを使う日がくるというような実感はありませんでした．

　　　今朝のニュースを見ていたら，米国で新型の感染症に罹患した患者さんが確認されたと言っていました．いずれはC病棟でも新型の感染症患者を受け入れることになるかもしれないと思いました．報道などで，新型の感染症は強毒性と聞いていますが，患者さんから私たち看護師に感染する可能性も高いのか，感染した場合は生命の危険はどの程度あるのか，はっきりわからず不安です．私たちは，どのように自分の身を守ればよいのか全くわかりません．病院は私たちC病棟の看護師を第一線に立たせておいて，見捨てるつもりかもしれません．そもそも感染症看護をやりたくてC病棟に異動してきたわけではないのに，こんな危険な業務を担うことは納得できません．今朝，親から「新型の感染症患者の看護をしたら，患者さんからあなたに感染するんじゃないの？」と心配そうに言われました．親より早く死ぬわけにはいきません．病棟のみんなも患者さんを看るのは不安と言っているし，今日こそは，松下師長とちゃんと話さないといけないと思いました．

　　　松下師長が出勤してきたので，強毒性の患者を看ることはとても不安であること，病院は私たちのことを守ってくれるのか心配であること，思いのたけをぶつけまし

た．それを聞いた松下師長は，困った顔をして何も答えませんでした．せっかくみんなの思いを代表して伝えたのに，全く頼りにならないと思いました．師長としてスタッフたちを守るんだ，という覚悟は感じられませんでした．病院としての対応がわからないのなら，さっさと上の人に確認してほしいと思いました．

　心配ながらも，毎日を過ごしていましたが，隣の県で初めて患者さんの感染が確認され，うちの病院でも患者を受け入れることになるのは時間の問題だと思いました．その知らせを聞いた松下師長は，慌てて病棟を飛び出したきりで戻ってきません．

c. 院長のナラティヴ

　うちの病院は，A県知事に指定された感染症指定医療機関ですから，たとえ強毒性であったとしても感染症法に指定された疾患であれば，院長として患者を受け入れる責任があります．

　今朝のニュースで，米国で新型の感染症に罹患した患者が確認されたと耳にしました．それを受けて，日本では政府が対策本部を設置し，A県でも知事を本部長とした対策本部が設置されました．うちの病院では私を本部長とした対策本部を設置しました．私はA県対策会議に出席した折，知事から「しっかり頼みますよ」と声をかけられました．そういう事態が起これば，院長として最善を尽くさねばならないと思いました．マニュアルも作成しているし，訓練もやったので，感染症患者の受け入れと治療に関して，スムーズにやってのけるぞという強い思いがあります．A県で患者が発生するのも時間の問題でしょう．C病棟では，うまくやってもらわないと困ります．

　その後，ついに隣の県で初めて新型の感染症患者が確認され，いよいようちの県も患者さんが確認されるだろうと思いました．ところが，このことを聞きつけたC病棟の松下師長が青ざめた顔で私のところにやってきました．松下師長の話では，C病棟のスタッフが患者の受け入れを恐がり，受け入れたくないと言っているというのです．愕然としました．いったい何を言っているのでしょうか．管理職の松下師長は，スタッフが患者の受け入れを拒否していることを知りながら，そのことに対して何も行動を起こしていなかったのです．病棟の運営で困ったことがあれば，すみやかに上司に相談するのが中間管理職の役目でしょう．松下師長が，こんな重大な問題をそのままにしていたことに非常に腹が立ちます．そして，看護師長としてなんら解決策を考えずに，ただ「どうしたらよいでしょうか？」とだけ言ってきたことも私の気に障りました．感染症病棟の師長として患者を受け入れる責務があること，そのためにスタッフをまとめていかなければならないことを全くわかっていないのかもしれません．松下師長とは話をする気になれません．うちの病院のC病棟で患者を受け入れないなんて選択肢はないのです．松下師長になんとかしてもらうしかありません．

3. 本ケースの背景

　米国の調査では，調査対象となった看護管理者の90％以上が日常的に倫理的な課題を感じているという報告[11]がなされている．また，看護部長の倫理的ジレンマをひき起こした道徳的要求に関する研究[12]では，17ある道徳的要求のうち，複数が衝突することで倫理的課題が生じると考えられている．17の道徳的要求とは，「政策や政治的な要求を受け入れる」，「組織の利益を上げる」，「労働者の権利を守る」，「患者の生命を守る」，「看護の質を保証する」などである．

　本事例では，松下師長は，感染症法で定められた疾患の患者の受け入れという「政策や政治的な要求を受け入れる」，「患者の生命を守る」という道徳的要求を持ち，その一方で，スタッフに対して安全な労働環境を提供する「労働者の権利を守る」という道徳的要求をもっていると考えられる．看護管理者は，個人として，看護職として，経営者として，そして組織人としてさまざまな側面から道徳的要求をもつ点がスタッフナースと異なり，管理職特有の倫理的課題に直面することとなる．

　日本看護協会の看護業務基準（2006年度改訂版）[13]によると，「看護実践の組織化の基準」では，「看護管理者は，看護スタッフの実践環境を整える―看護管理者は，看護を必要とする人にとって最適な看護を提供するために必要な看護体制を保持し，看護職及び看護補助者がその責務にふさわしい処遇を得て実践を行う環境を整えなければならない―」とある．

••• 看護倫理の扉〜感じるちからを育む〜 •••

① このケースを読み，まずあなたが感じたことは何ですか．なぜそう感じたのかをふりかえって考えてみましょう

② 他の人が感じとったことにも耳を傾けてみましょう

③ 登場人物の"思い"やそこから感じる"疑問点"をあげてみましょう
　また，どうしてそう思ったのか，その背景も合わせて考えてみましょう

④ このケースにおいて，どのような倫理的課題があるか自分なりに考えてみましょう
　また，他の人とも検討してみましょう

⑤ 倫理的課題に対して，どのようなアプローチがあるか，自分なりに考えてみましょう
　また，他の人とも検討してみましょう

ケース6　誰からも信じてもらえない 生かされなかった看護学生の得た情報

1. 鈴木絵美さん（看護学生）のプロフィールと経過

＜プロフィール＞

　看護学生3年の鈴木絵美さんは，初めて成人看護の臨床実習に出ることになった．鈴木さんは，優しくおとなしい性格であり，病態生理など事前に勉強し，実習への意気込みは強い．成人看護領域の大川教員は鈴木さんの教育を担っており，はっきりものを言う性格である．この病院は初めての実習先であるため，何かと病棟業務を手伝ったり，スタッフへの気遣いをしている．臨床指導者の木内看護師は5年目でリーダーになったばかりであり，リーダー業務に余裕がなく，学生の実習にとまどいを感じている．鈴木さんは，喘息を既往にもつ稲葉さん（58歳，男性）を受け持つことになった．稲葉さんは大腿骨頸部骨折術を受ける予定である．

＜経過＞

　鈴木さんは，外科病棟の慌ただしい雰囲気のなか成人看護実習初日を迎え，喘息を既往にもつ稲葉さんを受け持つことになった．稲葉さんは，電気関連の仕事をしていたが，仕事中の転倒で大腿骨頸部を骨折し，手術のために入院となった．稲葉さんは，黙々と仕事を進める我慢強い性格で，3週間後の孫の運動会に妻と出かけるのを楽しみとしていた．

　病棟のリーダーである木内看護師はその日の鈴木さんの実習担当であり，てきぱきと仕事をこなし，ほかの同僚にも指示を出している．鈴木さんは，明日大腿骨の手術を控えた稲葉さんのストレッチャーシャワー浴の介助を，木内看護師と一緒に担当することになった．疼痛で稲葉さんは思うように動けないため，木内看護師がシャワーヘッドをもち介助を行っていた．次々とシャワー浴の予定が組まれている慌ただしい時間の流れの中で，稲葉さんにはシャワーが豪快にかかり，顔に水しぶきがかかっていた．黙ってシャワーを浴び終わった稲葉さんは，息苦しさが落ち着くのをじっと我慢しているように見えたが，鈴木さんは何も声をかけることができなかった．鈴木さんはそのことを大川教員に伝えたが，「病棟は慌ただしいからね，勢いがちょっと強かったのはしょうがないね」という返事がかえってきた．

　大腿骨の手術は無事に終了し，術後の経過もよく，翌日を迎えた稲葉さんを再

び鈴木さんは訪れた．稲葉さんは実習生の鈴木さんにいろいろ話をしてくれた．
　「人生いろいろあるからね，いつ自分の体にガタがくるかわからない．自分の体を大事にするんだよ．私は一生懸命，家族のために仕事に取り組んできた．でも自分の体あってこそだからね，今は孫の姿を見るのが楽しみだからリハビリがんばらなきゃね．あいつ（妻）も体が丈夫じゃないから，余計な心配かけたくない．遠いし見舞いには来るなって言ってあるんだよ」そんな言葉を学生に伝える稲葉さんであったが，ときおり，息が苦しそうになることがあった．鈴木さんは何と答えてよいかわからず，ただ背中をさすり，息切れがおさまるまで一緒につきそった．息切れがおさまると，「家を空けるのは初めてだからな，あいつはどうしているかな……」と初めて心細そうに奥さんへの思いを語った．
　鈴木さんは木内看護師への報告で，稲葉さんはお孫さんの運動会を目標にリハビリをがんばりたい気持ちをもっていること，また，ときおり息が苦しそうなので，ふと奥さんのことを気にした言葉もあったし，念のため家族へ連絡した方がよいのではないかと伝えた．すると木内看護師は，やりかけていた仕事の手も止めず，「身体のことは何を見たの？術部は？術後翌日に見なければいけないことはいっぱいあるでしょ．そんな情報より重要なことはたくさんあるよね．もういい，そんな報告なら」と鈴木さんと目も合わさなかった．そして，稲葉さんのところで術部とドレーンを確認し，手早くバイタルを測定すると，すぐに退室し，夜勤者へ問題ないことを申し送った．
　実習時間が終わろうとする頃，大川教員が木内看護師に何度か頭を下げているのが見えた．木内看護師と別れた後，大川教員は鈴木さんのところへやってきて，「手術後の勉強はしたの？」と声をかけたが，鈴木さんは何も答えることができなかった．不安げな稲葉さんに帰りの挨拶をし，その日実習を終えると鈴木さんの目には涙がにじんだ．
　翌朝，鈴木さんが実習に向かうと病棟が慌ただしく，稲葉さんの部屋を医師や看護師が出入りしている．つい先程稲葉さんは呼吸状態の悪化とともに意識が低下し，人工呼吸器が装着されたということであった．奥さんは遠方のため，まだ病院には到着していない．それを知った鈴木さんは昨日きちんと呼吸のことを木内看護師に聞いてもらっていれば，もっとちゃんと私が伝えられていたらと動揺し，目から涙があふれてきた．

2. 登場人物のナラティヴ

a. 鈴木絵美さん（看護学生）のナラティヴ

　いよいよ，初めての実習の日がやってきました．膝ががくがくするくらい緊張しています．私の受け持ちは，手術を控える稲葉さんになりました．物静かですが，私のことを初めから快く受け入れてくれました．稲葉さんは手術への不安をもちながら

も，お孫さんの写真を見せながらお仕事やご家族の話をたくさんしてくださいました．そんな稲葉さんが手術を無事に終えて，お孫さんの運動会に奥さんと出かけることができるようになるといいなあと心の底から思いました．

　手術の前日，稲葉さんのシャワーの介助に入りました．一緒に入った木内看護師は，シャワーを勢いよく稲葉さんにかけています．私は寝たままの稲葉さんの頭の側へ立っていましたが，あまりのスピードに何もできず，呆然と立ち尽くしていました．木内看護師はどんどん体を洗い，反対の手でシャワーをかけていきます．そのシャワーの水しぶきが稲葉さんの顔に何度かかかりました．私がシャワーをかければよかったのですが，木内看護師に言い出す勇気はありませんでした．黙ってシャワーを浴び終わった稲葉さんは，息苦しさが落ち着くのをぐっとこらえているように見えましたが，何も声をかけることができませんでした．そのことが心に残って，私は帰り際に大川先生に水しぶきが稲葉さんの顔にかかってしまったことを話しました．しかし，病棟は忙しいからそれくらいのことはしょうがないと言われ，軽くうなずくことしかできませんでした．

　手術の日は緊張もピークでしたが，無事に終わり本当にほっとしました．翌日，稲葉さんのところへ行くと，昨日は痛々しくつらそうだった稲葉さんが，翌日にはもうお孫さんの運動会までにリハビリをがんばろうとしていて，すごい！って思いました．しかし，話しているとときおり少し息が苦しそうに見えたので，背中をさすりながら大丈夫ですかと声をかけました．いつものことだからこれくらいはよくあることと言われましたが，奥さんのことを心配しているのか，心細くなっているようにも見えました．

　私は，木内看護師に血圧，体温，脈拍の他に，稲葉さんがお孫さんの運動会をめざしてリハビリをがんばろうとしていること，息がときどきつらそうで，我慢強い稲葉さんが奥さんのことを言葉にしたので家族へ連絡したほうがよいのではないかと報告しました．私は木内看護師の前だと緊張して，いつものように声も出なくて，たどたどしくなりもどかしい気持ちでした．すると木内看護師は，やりかけの仕事も止めず，目も合わせてくれないままきつい口調で「何見てたの，そんな報告もういい」と言って，報告を中断されてしまいました．その後，稲葉さんのベッドサイドへ戻ると，先程のような息苦しさは落ち着いていました．そこへ，木内看護師がやってきて，てきぱきとバイタルを測り，ドレーンや傷の辺りを見て，痛みが落ち着いていることを確認すると部屋を出て行ってしまいました．あんな言い方をされ，木内看護師には声をかけることができなくなりました．

　実習時間の終わりが近づくと大川先生の姿が見えました．声をかけようとしたのですが，そこへ木内看護師が現れて，大川先生とひそひそ話をしています．何度も先生が頭を下げているのが見え，私のことを謝っているのかと思い，つらくなりました．少し経って大川先生がやってきて手術の勉強はしたのかと聞かれました．先生は，いつもより少し顔がこわばって緊張した感じで，仁王立ちみたいに立っていました．その表情を見たら，なんだか恐くなって，すみませんと下を向いてしまいました．どん

なに一生懸命勉強したかを言っても，きっとわかってもらえないだろうなって思いました．帰り際，稲葉さんに帰りの挨拶をしたら優しくこたえてくれて，病室を出ると涙がこぼれてしまいました．

　次の日，暗い気持ちで病棟へ上がると，なんだか病棟がばたばたしています．なんだろうって思ったら稲葉さんの部屋だったのです．廊下からそっとのぞいてみると，医師や看護師が稲葉さんの頭の周りをぐるりと取り囲んでいます．その先になんと，稲葉さんが人工呼吸器につながれているのが見えました．私は，その光景を見てわあっと泣き出してしまいました．昨日はあんなに楽しそうに運動会の話をしてくれたのに……．だけど，その後に不安げな稲葉さんが奥さんのことを話したのを思い出しました．奥さんは……？部屋にはいません．この後どうなっちゃうのでしょうか……，息が苦しそうだったことを私がちゃんと伝えられればよかったんじゃないでしょうか，やっぱり運動会のことなんて話すべきではなかったのでしょうか……，一気に膝の力が抜けていく感じがしました．

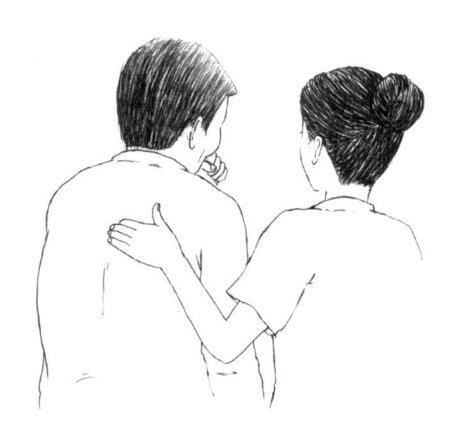

b. 木内看護師のナラティヴ

　私が受け持っている稲葉さんに，成人看護実習の学生がつくことになり，私がかかわることになりました．3年生で初めての実習，やれやれ，きっと見学程度で終わってしまうのではないでしょうか．私は外科に配属されて5年，ずいぶんいろいろなことができるようになってきました．ですが今年から病棟のリーダーとなり，責任も重くなったし，仕事も忙しい状況だし，新しく入ってきた新人の先生にもいろいろ病棟のやり方を教えなくちゃいけないし……，できれば学生実習は引き受けたくありません．

　私は翌日に大腿骨の手術を控える稲葉さんのストレッチャーシャワー浴の介助につきました．学生が一緒に入りましたが，全く手伝おうとせず，やる気のない学生だなと思いました．シャワー浴の間も黙って見ているだけで，これでは稲葉さんも気まずいんじゃないかと思って早く終わらせようって思いました．学生からの報告は声も小さいし，無表情だし，ぼそぼそと時間がかかって，何が言いたいのか何を考えているのかよくわかりません．

稲葉さんの手術は無事に終わりました．その翌日は，熱が出たといって後輩が1人休みになってしまいました．しかも，1週間分の大量の薬を確認しなければならない日でした．そんななか，学生がバイタルの報告にやってきました．しかし，熱と血圧と脈の数値を報告してくるだけで，手術をした後の全身状態の観察が全くないのです．しかも今は必要とならない情報を長々と話し始めたので，私は少しいらっとしました．手術を受ける稲葉さんを受け持っているのに，身体のことを何も勉強してこないなんて，どういう思いで実習に来ているのでしょうか．報告はもういいと伝え，自分で確認に行きました．
　大川先生がやってきたので，学生が全身状態をまったく報告できなかったことを伝えました．いくらなんでも，この忙しいなか，実習を引き受けているのだから，学校でもっとちゃんと教えてもらわないと困ります．

c. 大川教員のナラティヴ

　今年も実習の指導を行うことになりました．昨年までとは異なる病院での実習となるので，まずはスタッフを立てながら信頼関係を築いていかなければなりません．病棟はモニタリングされている患者さんも多く，とても忙しそうです．私も思わず，実習以外の患者さんの移動を手伝ってしまうほどでした．
　鈴木さんは手術の患者さんを受け持っていました．ある日の帰り，その鈴木さんが私のところへやってきました．ケアに一緒に入ったシャワー浴で稲葉さんの顔に水しぶきがかかってしまったというのです．確かによくないことですが，この病棟の慌ただしさを見たら，看護師に余裕がないのはわかります．私は鈴木さんにやんわりと，「しょうがないね」と伝えました．
　実習4日目，欠席した学生が朝泣きながら電話をかけてきました．また，ほかの病棟の学生は，患者さんに拒否されて泣いています．もうすでに実習の日数は半分過ぎるというのに，実習内容が軌道に乗らない学生が多く，私は少し焦っていました．その2人の対応をしているうちに，1人ひとりの学生が一生懸命記載した記録用紙を確認する暇はなく，あっという間に時間が過ぎていきました．外科病棟の鈴木さんの様子を見に行く途中で，木内看護師によび止められました．術後1日目の稲葉さんを受け持った鈴木さんが熱と血圧と脈しか報告しなかったというのです．これはさすがにまずいと思い，指導が行き届かなかった点を木内看護師に謝罪しました．その後，鈴木さんに手術の勉強の具合はどうだったかたずねましたが，何の返事もかえってきませんでした．何があったのでしょうか．話してもらえないので，なんだかとても不安になりました．

3. 本ケースの背景

　本ケースのように，学生が臨床実習において倫理的課題に敏感に気づく力や感性をもち，患者に共感する力に優れていることは多くの研究で示されている[14,15]．また，実習において学生は倫理的課題を教員に相談する割合が高いが[16]，一方で教員に威圧感があったり，信頼感が欠如しているなどの理由で相談しないことも多いとされる[17]．学生の立場という点では，実習先スタッフの非教育的かかわりや，学生を人として尊重しない態度も問題にあげられ[18]，そのような状況の中で，学生はますます萎縮し，スタッフへの報告や相談へ影響することが考えられる．

　本ケースでは学生が，スタッフへも教員へも相談できず，問題が解決されない中で患者の状態が急変してしまった．学生が患者の問題の解決に向けた行動よりも，看護師や教員との関係を優先する背景は，自己防衛の情動的な対処であろうとされている[19]．また教員や看護師が学生の倫理的感受性を深めるためのロールモデルになれず，学生が話しやすい状況にないこともその背景には大きな課題としてあるだろう．

●●● 看護倫理の扉～感じるちからを育む～ ●●●

① このケースを読み，まずあなたが感じたことは何ですか．なぜそう感じたのかをふりかえって考えてみましょう

② 他の人が感じとったことにも耳を傾けてみましょう

③ 登場人物の"思い"やそこから感じる"疑問点"をあげてみましょう
　　また，どうしてそう思ったのか，その背景も合わせて考えてみましょう

④ このケースにおいて，どのような倫理的課題があるか自分なりに考えてみましょう
　　また，他の人とも検討してみましょう

⑤ 倫理的課題に対して，どのようなアプローチがあるか，自分なりに考えてみましょう
　　また，他の人とも検討してみましょう

引用文献

<ケース1>
1) 横尾京子, 片田範子, 井部俊子ほか：日本の看護師が直面する倫理的問題とその反応. 日本看護科学会誌 **13**（1）：32-37, 1993
2) 中尾久子, 藤枝孝枝, 中村仁志ほか：倫理問題に関する看護職（臨床看護師と保健師）の認識の比較. 生命倫理 **14**（1）：107-113, 2004
3) 社団法人全日本病院協会：平成23年「胃瘻造設高齢者の実態把握及び介護施設・住宅における管理等のあり方の調査研究」
  http://www.ajha.or.jp/voice/pdf/other/110416_1.pdf（2013年11年14日参照）
4) 社団法人日本老年医学会「高齢者ケアの意思決定プロセスに関するガイドライン　人工的水分・栄養補給の導入を中心として」
  http://www.jpn-geriat-soc.or.jp/proposal/pdf/jgs_ahn_gl_2012.pdf（2013年11月14日参照）
5) 胃ろうの意思決定支援サイト「ご本人に代わって意思決定を行う方のための小冊子　高齢者が栄養チューブをつけて長期的に使うこと」
  http://irouishikettei.jp/index.html（2013年11月14日参照）

<ケース2>
6) ドローレス・ドゥーリー, ジョーン・マッカーシー：看護倫理2（坂川雅子訳), 375頁, みすず書房, 2006
7) 日本救急医学会「救急医療における終末期医療に関する提言（ガイドライン）」, 2007
  http://www.jaam.jp/html/info/info-20071116.pdf（2013年11月14日参照）
8) 日本集中治療医学会, 倫理委員会・看護部会　倫理ワーキンググループ「集中治療領域における終末期患者家族のこころのケア指針」, 2011
  http://www.jsicm.org/pdf/110606syumathu.pdf（2013年11月14日参照）

<ケース3>
9) 特定非営利活動法人日本緩和医療学会緩和医療ガイドライン作成委員会：苦痛緩和のための鎮静に関するガイドライン2010年版, 金原出版, 2010

<ケース4>
10) 厚生労働省：平成24年国民生活基礎調査の概況
  http://www.mhlw.go.jp/toukei/saikin/hw/k-tyosa/k-tyosa12（2013年11月14日参照）

<ケース5>
11) Sietsema MR, Spradley BW：Ethics and administrative decision making. J Nurs Adm **17**（4）：28-32, 1987
12) 勝原裕美子：看護部長の「倫理的ジレンマ」をもたらす道徳的要求. 日本看護科学会誌 **23**（3）：1-10, 2003
13) 日本看護協会編：日本看護協会看護業務基準集2007年改訂版, 13頁, 日本看護協会出版会, 2007

<ケース6>
14) 荻野雅, 中西睦子：看護学生が臨床で遭遇する道徳的葛藤の同定. 日本赤十字看護大学紀要 **7**：21-33, 1993

15) 白神佐知子, 古城幸子, 木下香織ほか：臨地実習での学生の看護ジレンマ（第1報）　看護ジレンマの対処過程と教育的対応. 看護・保健科学研究誌 5（1）：181-188, 2005
16) 嘉屋優子, 近藤潤子：看護学生が臨床実習場面で経験する倫理的ジレンマの分析；生命の尊重及び真実を告げることに関する道徳的葛藤. 日本看護科学会誌 13（3）：116-117, 1993
17) 山崎千枝美, 森千鶴：倫理的問題遭遇時の学生の反応と教員のかかわり；手術を受ける患者の看護学実習を中心に. 日本看護学教育学会誌 14：120, 2004
18) 永田まなみ：臨地実習における看護学生の心情の1考察. 看護教育 41（4）：278-284, 2000
19) 金澤暁民, 伊藤由紀枝, 常石光美ほか：当校学生の2年次における倫理的感受性の実態. 中国四国地区国立病院機構・国立療養所看護研究学会誌 3：294-297, 2007

参考文献

＜ケース3＞
● パトリシア ベナー：看護ケアの臨床知（井上智子監訳）, 第2版, 医学書院, 2012

Ⅲ章

ケースのふりかえり
倫理的課題と今後の行動に向けて

　　Ⅱ章では，6つの臨床ケースを用いながらナラティヴを提示した．登場人物1人ひとりのナラティヴをあえて提示したのは，患者はもちろんのこと，看護師，患者の家族，医師など，それぞれのナラティヴがあるということを示したかったからである．登場人物すべてのナラティヴを提示していないので，気になる登場人物がいれば，その人のナラティヴも考えてみてほしい．また，皆さんには「看護倫理の扉」で，ケースを読んで感じたこと，登場人物の"思い"とそこから生まれてくる"疑問点"，「倫理的課題」，さらには「今後の行動」について考えてもらった．とくに"思い"と"疑問点"を考えてみたのは，個々が何を思い，何を考えているのか，その人の「主観」をあらわにしたかったからである．その上で皆さんには，「看護倫理の扉」で各事例に含まれる倫理的課題や可能なアプローチについて考えてもらった．

　　Ⅲ章では，6つのケースについて，「筆者らが感じとった」登場人物の"思い"や「筆者らが考えた」"疑問点"，登場人物1人ひとりのナラティヴに注目したことで浮かび上がってくる「倫理的課題」と「今後の行動」に向けた検討の視点やヒントを紹介する．とくに"思い"や"疑問点"は，筆者らが考えたすべてを紹介しているわけではなく，その一部しか紹介していない．このような紹介が，答えのような性格を帯びてしまうことをおそれているためである．この先はさらに，皆さんで考えたものを付け加えたりしてほしい．

　　何度も皆さんにお伝えしているが，あくまでも「筆者らが考えた」ものであることを忘れないでほしい．これが模範解答ではないので，1つの例として読んでほしい．1つの有力な行動の選択肢を皆さんに紹介するというよりは，こういう行動も考えられるのではないかといういくつかの可能性を紹介し，さらに皆さんの考えるきっかけにしてほしいと考えている．

A　ケース1　本人と家族との意向のずれ

1. 登場人物の"思い"と"疑問点"を考えてみよう

a. 田中看護師の思い（✓）と疑問点（▶）

- ✓ 食事介助に時間がかかってしまい気にしている
- ✓ 同僚に迷惑をかけている
- ✓ 自分自身の技術が未熟と思っている
  - ▶ 藤原さんを取りまく全体の状況はみえているだろうか
  - ▶ 同僚の看護師は，この状況をどのようにみているのだろうか
  - ▶ 技術の未熟さだけが問題なのだろうか

- ✓ 奥さんは胃ろうについてよくわかっていない
  - ▶ 胃ろうへの理解を促すアプローチを考えているだろうか
  - ▶ 加藤医師に面談の目的をどのように伝えたのだろうか
  - ▶ 加藤医師との面談の時期は適切であっただろうか

- ✓ 介護施設側から胃ろうを条件とされたことについて気になっている
  - ▶ 田中看護師は"何が"気になっているのだろうか

- ✓ 医師による今後の治療方針や胃ろうについての説明を，奥さんは理解できたかどうか疑問をもっている
  - ▶ その疑問を専門職としてどうしようと考えているだろうか
  - ▶ 藤原さん自身の受け止めや理解を気にしているだろうか

- ✓ 「新人」である私は，医師に対して何か意見を言うなんてできない
  - ▶ どうして意見が言えないのだろうか
  - ▶ 組織の中で，医師はどういう存在なのだろうか

- ✓ 藤原さんのつらい気持ちを察しているがどうしていいかわからない
  - ▶ 藤原さんに胃ろうや施設入所の可能性が突然知らされたことに気づいただろうか
  - ▶ 専門職としてどのようなかかわりができるだろうか

✓ リーダーナースは熱心にとりあってくれない
　🔖 どうしてリーダーナースはとりあってくれないのだろうか
　🔖 病棟内で看護師同士，気軽に相談できる雰囲気があるだろうか
　🔖 田中看護師の悩みや焦りを気づかっている人はいるだろうか

b. 藤原源三さんの思い（✓）と疑問点（🔖）
✓ 前と同じように，退院して家で暮らせる
✓ むせかえして苦しかったが，食事ができるようになってうれしい
　🔖 前向きな藤原さんの気持ちを理解し，受け止めている人はいるのだろうか

✓ どうして口から食べられなくなってしまうのかわからない
✓ 口から食べられないなんて，生かされているみたいだ
　🔖 藤原さんは胃ろうについてわかっているのだろうか
　🔖 胃ろうが選択されようとしている理由が説明されているだろうか

✓ 加藤医師から説明を受けたときに，唐突に胃ろうや施設入所のことを知らされた
　🔖 どうしてこのような状況が作り出されてしまったのだろうか
　🔖 医師や看護師は，藤原さんの意向を知ろうと努力していただろうか

✓ 医師の説明が早口でよく聞き取れない
✓ 医師の説明は専門用語を使用し，わかりにくい
　🔖 患者の耳の聞こえの状態について配慮しているだろうか
　🔖 わかりやすくていねいな説明がなされているのだろうか
　🔖 今後を考える上で，十分な情報提供がなされているのだろうか
　🔖 藤原さんや家族が話しやすい雰囲気を作れているだろうか

✓ 自分の知らないところで重要な問題が決められていることが悔しい
✓ 妻や息子は何も話してくれなかったことが悔しく悲しい
✓ 施設のことを，直接家族にきくのはこわい
　🔖 どうして家族は自分たちだけで決めようとするのだろうか
　🔖 どうして家族にたずねることが恐いと思っているのだろうか

✓ 妻に苦労をかけていると思っている
✓ みんなに迷惑をかけてしまっていると感じている
　🔖 藤原さんの気持ちは家族に伝わっているだろうか

c. 藤原良子さん（妻）の思い（✓）と疑問点（🔖）
✓ 夫が苦しむ姿を見たくないし，施設入所なんてかわいそう

- ✓ 膝関節痛もひどくなり，介護するのは限界だ
- ✓ 自分が夫の介護をもっとできればこんなことにはならない
    - ⮩ こういう気持ちを息子夫婦に話せているだろうか
    - ⮩ 膝関節痛の治療はしているのだろうか
    - ⮩ 今後の方向性について相談できる専門職はいるのだろうか

- ✓ 息子夫婦に夫の介護を頼むことはできないと遠慮している
- ✓ 孫の世話もしなくてはならない
- ✓ 息子は私が大変だから夫を施設に入所させようとしているのだろう
    - ⮩ 息子さんは，母親のこのような気持ちに気づいているだろうか

- ✓ 加藤先生が施設入所のことを夫に伝えてしまい，どうしていいかわからない
    - ⮩ なぜ医師から唐突に伝えられるような状況が作り出されてしまったのだろうか
    - ⮩ どうして本人と話し合う機会をもてなかったのだろうか

- ✓ 加藤先生が胃ろうならよいと言っており，そうするしかない
    - ⮩ 本当にその選択肢しかないのだろうか

- ✓ 加藤先生にもう少し話をききたかったが，忙しそうできけなかった
- ✓ 何をきいたらよいかもよくわからなかった
- ✓ 胃ろうがどんなものか想像がつかないでいる
    - ⮩ 加藤医師は，家族が話をしやすい雰囲気を作れているだろうか
    - ⮩ 医師と看護師は，家族が何をどこまで理解しているのか把握していたのだろうか

d. 藤原雄一（息子）さんの思い（✓）と疑問点（⮩）

- ✓ 母さんに子どもと父さん両方の面倒を見させることはできない
- ✓ 母さんには今までどおり子どもの面倒を見てほしい
    - ⮩ このことを母親と話をしたことがあるだろうか
    - ⮩ 母親がどう思っているか知っているのだろうか

- ✓ 仕事が忙しく，父さんのことばかり考えていられない
- ✓ 父親には申し訳ないが施設入所はしかたがない
    - ⮩ 藤原さんの気持ちや意向を考えているだろうか

- ✓ 家族にとって父さんが胃ろうにし，施設に入るのがいちばんよい
    - ⮩ どうしてこれがベストの選択肢と思ってしまったのだろうか
    - ⮩ 藤原さんはどのように思っているのだろうか

- ✓ 胃ろうを造らないと施設に入所できないことが気になっていた
- ✓ 加藤先生も胃ろうをすすめているから，それがいちばんよい方法だ
  - ➤ 施設からの入所条件について，医師や看護師は家族と話し合う機会があっただろうか
  - ➤ 家族の医師に対する遠慮やおまかせの気持ちがあるだろうか
  - ➤ 胃ろう以外の方法についての情報提供はされているのだろうか
  - ➤ 在宅サービスについての情報提供はあっただろうか

　これは筆者らが感じ取った田中看護師，藤原源三さん，藤原良子さん（妻），藤原雄一さん（息子）の"思い"と筆者らが考えた"疑問点"のほんの一部である．皆さんはどのような疑問が浮かんできただろうか．さらに考えてほしい．

2．倫理的課題　ナラティヴに注目して

　"思い"と"疑問点"をみていくと，今後の治療方針としての胃ろうの造設，施設への入所という藤原さんの人生にとって非常に重要な選択ないしはそれにかかわる意思決定が，本人の意向を聞こうとせず，また本人が望んでいない方向で進められようとしていることがみえてくるだろう．これからの治療方針や療養場所について，藤原さんが家族とともに考える上で必要とされる情報提供と決定の機会が保障されていない状況でもある．また胃ろうや今後の療養場所に関しても，信頼していた家族から直接相談，説明されるのではなく，突然医師から知らされるという「扱われ方」そのものが，藤原さんの尊厳を傷つけてしまっている．いつどのような形で本人に情報が提供されるべきかを見ていくのも大切であるが，登場人物の「ナラティヴ」を通して，藤原さんへの胃ろうの造設，施設入所の検討は，藤原さんだけではなく，藤原さんをとりまく家族が，どのような人生を生きたいのか，生きようとしているのかという，それぞれの物語の連続性として捉える視点が重要ではないだろうか．

　藤原さんは，パーキンソン病を患いながらも，妻の献身的な支えのもと，趣味の俳句も続けながら三世代で暮らしてきた．今回で3度目の入院になるが，元の生活に戻れることを希望に過ごしている．一方，妻は膝関節痛を抱え，夫の介護と孫の面倒の両方に限界を感じ，夫を施設に入所させなければならない状況を作り出しているのは，自分のせいだと感じている．息子は，3度目の父の入院で，自分たちの生活を維持していくためには，父を施設へ入所させることしかないと考え，そのために胃ろうの造設が必要ならばしかたないことと考えている．

　そういうそれぞれの物語のなかで，個々の関心事が異なっているのがみえてくる．藤原さんは，たとえむせこみが激しかろうと，食事ができるようになったことは，入院前の生活に戻るための前進であり大きな希望と捉えている．つまり食事を取れるようになったことが自分のこれからにとって重要な意味をもつと捉えている．一方，妻

と息子は，藤原さんの介護に対して互いに気づかい配慮しながらも，「家族にとって望ましいこと」は何か，どうしたら家族（とくに藤原さん以外の）の生活が守れるのかが大きな関心事になっている．田中看護師にとっては，自分の技術の未熟さが大きな関心事であり，そのことが藤原さんのケアに影響を与えていると考えている．

妻と息子のナラティヴをみていくと，「先生が胃ろうにした方がいいと言っているのですから，あの人のためにはそれがいいと思いました」「先生が胃ろうがいいと言うなら，もう決まりではないですか」「父さんにはつらいだろうけど，加藤先生がすすめているし……」とある．これらから，医師の提示する治療方針に従うことや，医師におまかせする，そういった家族の考え方が浮き彫りになってみえてくる．そしてその背景にはそうするよりしかたないというような，その人の考えを支配しているような物語もみえてくるだろう．どうしたらこういった家族に影響を及ぼしている支配的な物語を変えていくことができるだろうか．そこに看護師の役割もあるのではないだろうか．

次に，「言葉」に注目してみよう．耳が遠い藤原さんには，医師の言葉がよく聞き取れないので，「いろう」とか「施設」とかそういう象徴的な気になる言葉，フレーズが耳に残っている．そういう言葉によって，藤原さんなりの解釈で自分の今後の療養について，口から食べられるのに胃から直接栄養をとる生活，自宅ではなく施設で暮らすという物語がつむがれていることがわかるだろう．田中看護師は，どうして食事介助場面で焦っているのだろうか．それは先輩の「かわろうか？」「心配しなくていいから……あなたのかわりをやってくれている」という声掛けであったり，かわるがわるやってくる先輩たちの後ろ姿だったりする．そういう先輩たちの発する言葉やかもし出す雰囲気によって，田中看護師の「私の技術は未熟だ」「迷惑をかけている」という思考が作られていき，早く終わらせなければと思い，手早くやろうとする行動につながっていると思われる．リーダーナースは，田中看護師が藤原さんの現状や自分の思いを伝えようとする場面において，まず医師の意向を聞き返している．そのようなリーダーナースの言葉は，田中看護師の，医師には新人の私が何も言えないとか，看護師は医師に口をはさめないのだという思考に影響を与えていると思われるし，田中看護師の行動にも影響しているだろう．どうして田中看護師が，このように考えてしまうのか，またこのような行動にとどまってしまったのかという背景に目を向けることも必要ではないだろうか．

田中看護師の属する病棟，あるいは病棟内の人々の考えや価値観，そのありようそのものが田中看護師の判断や行動に影響を及ぼしている．病棟内の人々が共有する価値観も垣間見えてくる．病棟内における権威あるものとしての医師の存在，患者への医療やケアについて自由に個々が感じたことを話せるような雰囲気が作られていないとも推測される．そのような背景が，経験の浅い田中看護師を孤立させてしまっている1つの要因となっているだろう．そういうことを通して，田中看護師と医師との関係性が作られていくし，ほかの看護師やリーダーナースと医師との関係性も作られていく．そのような視点に気づいていくことが重要である．

病状や今後の方針に関する医師の説明をいまいちどみてみよう．医師は，藤原さんの現在の状態を改善し，いかに窒息を予防するかという観点から科学的な説明方法を取っている．妻のナラティヴを見てみると，二人でおいしいものを食べに行った思い出や，食べることが好きだったことが語られており，食べることは患者と妻にとっては生きている意味や生きがいにつながるとみることができる．こういった患者側の人生の物語のなかで，胃ろうがどのように捉えられるのかという文脈に注意して，患者や家族が今後の方針を選択するプロセスに生かすことが求められるのではないだろうか．

3. 今後の行動に向けて

では，田中看護師の今後の行動に向けて考えてみよう．2年目の田中看護師は，熟練し経験豊富とはいえないが専門職であることには違いない．患者や家族は若い看護師が自分たちのつらさや不安を感じ取ってはくれていると思っているようであるが，専門職としてどのようなかかわりをしてくれる人なのかが，理解できていないのではないだろうか．施設から胃ろうを求められたと家族から聞いた場面，医師からの病状説明後の場面などで，専門職としてのかかわりがみえてこない．たとえば，優しい言葉かけをしても，すぐに病室を出ていってしまったりする．藤原さんの担当看護師として，どのようにアプローチすればよいか，一緒に考えてくれる同期や先輩に相談し，自分の思考やふるまいについて考え直してみることは大切ではないだろうか．

藤原さんにとって，いま何が問題なのか，そのことを表現できるような場や機会を設けること，藤原さんと家族がお互いの気持ちを話し合えるようなアプローチが期待されるだろう．藤原さんの意思を尊重したケアが重要なことは言うまでもないが，そのことの重要性を家族に伝えていくことも看護職としての役割ではないだろうか．藤原さんと家族に対して適切で十分な情報提供をするためには，田中看護師個人ではなく，チームとしてのアプローチを検討することが求められよう．

B　ケース2　患者の命は誰が決めるのか

1. 登場人物の"思い"と"疑問点"を考えてみよう

a. 福森看護師の思い（✓）と疑問点（📢）

- ✓ 同じ父親としての自分の境遇に重ね，夫の気持ちに共感している
- ✓ もし同じ境遇なら，耐えることができない
  - 📢 この気持ちを受け止めてくれる同僚や先輩はいるのだろうか

- ✓ 小泉医師の説明では昭男さんは理解できない
  - 📢 このことを医師やチームメンバーに伝えただろうか

- ✓ 事実を淡々と伝える小泉医師は冷たく，腹立たしい
- ✓ 心臓や呼吸が止まったという言葉は何度も言うべきではない
  - 📢 小泉医師のどのようなところが冷たいと感じ，何に腹を立てているのだろうか
  - 📢 どのような表現を使ったらよいだろうか

- ✓ 先輩看護師が昭男さんの様子を看護記録に残していないことが不満だ
- ✓ 昭男さんの様子を確認するために，勤務後もかかわる必要がある
  - 📢 先輩看護師はどうして記録に残さないのだろうか
  - 📢 チームでは昭男さんへのケアはどのように考えているのであろうか
  - 📢 看護師長はこの福森看護師の行動を把握しているだろうか

- ✓ 2年目なので，医師に自分の考えを述べることはできない
- ✓ 先輩には口出しできない
  - 📢 どうして医師に自分の考えを述べることができないのだろうか
  - 📢 どうして先輩には口出しができないのだろうか

b. 林田昭男さん（夫）の思い（✓）と疑問点（📢）

- ✓ 妻の厳しい状況をどのように受け止めていいかわからない
- ✓ モニターや機器を見て事の重大さが徐々にわかってきた
  - 📢 昭男さんの気持ちをチームメンバーは理解しようとしているだろうか
  - 📢 昭男さんを支えてくれる他者はいるのだろうか

- ✓ 心筋梗塞は聞いたことがあるが,心筋炎はよくわからない
  - ➤ 昭男さんへの病状の説明は適切であっただろうか

- ✓ 小泉医師の説明はとても細かく,冷静だ
- ✓ 小泉医師は次から次へと説明を続けている
  - ➤ 昭男さんの理解を確認しながら,説明がなされたのであろうか
  - ➤ 情報提供のタイミング,方法,内容,詳細さなどは適切であっただろうか

- ✓ 可能性にかけて最後まで積極的治療をしてほしい
- ✓ 小泉医師が消極的治療をすすめたことを受け入れられない
  - ➤ 治療の選択肢について,どのように説明がなされたのだろうか
  - ➤ 緩和ケアについては説明されているのだろうか

c. 小泉医師の思い（✓）と疑問点（➤）

- ✓ 医師は冷静に客観的に現状を把握することが重要である
- ✓ 可能な治療をきちんと行うことが医師のつとめだ
  - ➤ 小泉医師の態度は,昭男さんにどのような影響を与えているだろうか
  - ➤ 患者の家族に相対するとき,医師にとって何が重要なのだろうか

- ✓ 看護師は患者のモニタリングなどが大変になっているだろう
- ✓ 看護師からは「これ以上治療をするのか」という冷ややかな視線で見られている気がする
  - ➤ 看護師は,実際どのように感じているだろうか
  - ➤ 医師と看護師はどのようにコミュニケーションを取っているのだろうか

- ✓ このままの治療を継続しても今の状態では,回復の見込みがない
- ✓ 今までの経過や治療への反応結果から,現在の治療も限界にきている
  - ➤ 行われている治療は,当該疾患患者に対して標準的なものだろうか
  - ➤ 同診療科のほかの医師も同様の考えなのだろうか
  - ➤ 小泉医師の考えは,コンセンサスの得られた見解なのだろうか

- ✓ 現在の治療や全身状態についてのていねいな情報提供が必要である
  - ➤ 小泉医師が考えるていねいな情報提供とはなんだろうか

　これは筆者らが感じ取った,福森看護師,林田昭男さん（夫）,小泉医師の"思い"と筆者らが考えた"疑問点"のほんの一部である.皆さんは,どのような疑問が浮かんできただろうか.さらに考えほしい.

2. 倫理的課題　ナラティヴに注目して

　ある日突然に重篤な状況に陥った患者の今後の治療方針をめぐって，衝撃を受けている家族に代行判断が迫られている．本人の事前指示もなく，現段階では患者はいずれの意思も表明できない．本人が意思を表明できないなかで，どのような基準や判断に基づいて，つまり"倫理的に"治療方針の決定がなされるべきなのかについて考えさせられるケースである．

　ケース2では，患者のナラティヴは書かれていないが，順子さんのナラティヴが存在しないわけではない，そういった見方も大切である．語ることのできない人のナラティヴも存在する．たとえ何も語らなくても，ただそこに存在するだけでその人のナラティヴ，物語があると言われている[1]．順子さんは語ることができないが，夫は毎日面会し，号泣したり，心の中で語りかけたり，関係性をもち続けている．けんかをしたこと，二人でお酒を酌みかわしながら子どもの話をしたこと，そういった物語が，二人の間に確かに存在するとみることができるのではないだろうか．

　順子さんの治療方針の決定について，登場人物のどのような物語が交錯しているのだろうか．昭男さんは，医師の言葉から妻の病状が深刻であることを感じつつも，突然の危機を受け止められていない状況で，二人の幼い子どもを抱え，この先どう暮らしていけばよいのか，自分と娘たちのために最後まで手を尽くして治療をしてほしいと思っている．福森看護師は，昭男さんや子どもたちのことを思うと，治療を継続させてわずかな可能性にかけたい，ただその決断を夫である昭男さんにさせるのは酷なことと感じている．一方，医師は最善の治療をすることを目指し，感情的にならず，患者の状況を冷静に客観的に伝えようと努力しているが，最後は家族である夫の判断に従うしかないと思っている．

　このようにみていくと，順子さんの治療に対する事前指示は表明されていないにしても，順子さんからみて，現在の治療や今後の治療の方向性を考えていくような視点が欠けているのではないだろうか．患者本人にとって最も望ましいことは何かということが，医師の物語，福森看護師の物語，夫の物語にはっきりとみえてこない．そういう状況の中で，昭男さんにとって準備（妻の状況を理解したり受け止めたりする，今後について考える）ができないまま，非常に重大でかつ困難を極める治療方針の決定が委ねられてしまっている．

　言葉に注目してみよう．医師は，冷静かつ客観的に細かい医学的状況を感情的にならないことをモットーとしながら，淡々と説明している．このことが昭男さんにどのような影響をもたらしているのだろうか．受け手の昭男さんにとっては，細かい説明が延々となされるだけで医師の言葉からは"きわめて重篤である"というメッセージしか伝わっていない．昭男さんは医師の眼鏡を見るたびに，頭が真っ白になり全身がしびれ耳鳴りがするような感覚がよみがえると語っている．昭男さんを襲った衝撃がいかにすさまじいものであったか想像に難くない．医師が語る医学的な内容，心臓が

止まるなどの衝撃的な言葉，冷静さだけがにじみ出るような医師の言葉遣いや表情，こういったことがすべて，医師と昭男さんとの関係性を作り出しているとも言える．「心臓が止まった」「呼吸が止まった」という言葉によって，昭男さんはどう感じ，どういう物語がつむがれるのか，どのような言葉を遣い，どのような表情で，どのように語るのかが，聞き手の物語や関係性に大きく影響を及ぼすことを改めて考えさせられるものである．

そして治療方針に関しても，これ以上の侵襲的処置を伴わない本人の体力に委ねる選択肢を"消極的"という言葉で医師は表現している．この選択は完全に治療をやめるものではなく緩和医療へのシフトであるはずだが，その点も理解されないままに，"消極的"という言葉のインパクト，つまり"積極的"ではない治療や処置を意味するものと伝わり，昭男さんは消極的治療なんて受け入れられないという語りにつながっていく．

福森看護師は最後まで治療を尽くすべき，医師は最終的には夫の判断に委ねるしかない，同僚の看護師の中には，予後が厳しいなかで苦痛を伴う侵襲的処置を続けることが本人にとってよいことかわからないと考えている人もいる．そして医師は，「まだ治療をするのか？」「もっとやらないのか？」などの看護師の視線を感じると語っている．かかわりあうチームメンバーが患者の治療について，チームで徹底的に話し合っているとは言えず，またお互いの考えを推測しあったりしているだけで，医師個人の判断なのか，チームでの判断なのか，曖昧とした状況もみえてこよう．ケース 1 と同様に，福森看護師は，「2 年目の自分が言えない」「先輩へ引き継ぐから口出しできない」などと語っており，この CCU に属する人々の考えや価値観のありようが，福森看護師の思考に影響を与えており，言わない，言えないという行動にとどまらせてしまっているのではないだろうか．先輩に対して発言できない看護師の状況から，患者やその家族についての医療やケアについて，自由に話し合える雰囲気がないと推測され，ますます経験の浅い福森看護師を孤立させてしまっている．

3. 今後の行動に向けて

では，福森看護師の今後の行動に向けて考えてみよう．福森看護師は，1 児の父であるという自分の境遇と重ね合わせ，最愛の人の命が突然に脅かされたときの，言葉にならないほどの衝撃とその苦境に心を痛めている．患者の家族に感情移入して，客観的な判断ができなくなっている，という見方もある意味ではできるかもしれないが，その前に，果たしてこの福森看護師の心痛は専門職としてふさわしくないと言えるのだろうか．冷静であることや客観的であること，1 つひとつのケースに深入りしないこと，そのことが専門職としてもっとも優先されるべき価値なのだろうか．そのことについて，まずは皆さんに考えてもらいたい．

妻を失うかもしれない状況におかれている夫に対して，その苦境に寄り添い，できる限り，患者本人にとって何がよいことなのか，そういった視点で物事が考えられる

ような働きかけが，看護師には求められているのではないだろうか．福森看護師は，医師の説明では昭男さんは理解できないだろうと感じ，いま見えているものから理解しようとしている昭男さんに対して，1つひとつ機器類をていねいに説明しながら，順子さんの状況を理解できるよう支援している．こういった福森看護師の支援は，たしかに昭男さんにとって大きなよりどころとなっている．

さらに福森看護師だけではなくチームメンバー1人ひとりが，きわめて特殊な医療環境におかれている患者の家族の受け止めや理解に細心の注意を払い，かつ患者の身体的状況や予後を含めたていねいかつ継続的で，辛抱強い十分な情報の提供を，目指すべきではないだろうか．そのことがチームアプローチへとつながっていく．自分だけがこの役割を担うのではなく，医師や他職種からのそれぞれの役割によって必要な情報提供があるということも念頭に入れて，どのような情報提供のあり方が昭男さんにとってよいのかを専門性を生かしつつ考えていくことが求められる．

福森看護師は，一部の先輩看護師の話だけは聞いている．しかしもっとチームメンバー個々がどのように考えているか，そういった観点で行動していくことも必要ではないだろうか．自分自身の対象の捉え方やケアに対する考えや思いを素直に，同僚の看護師や他職種に伝えることは，チームアプローチをしていく上で必要なことになる．

福森看護師は，今後の治療方針について，侵襲性を伴う処置をして積極的に治療をするのか，このまま本人の体力に委ねる消極的な方法をとるのかという二択で捉えている．医師からの患者や看護師への情報提供が不足していることもあろうが，単に治療を中断するのではなく，その選択をする際には苦痛の緩和も同時に行うことが重要となる．緩和医療についての知識ももち合わせることが，専門職として必要となってこよう．

C ケース3 眠っているのか, 眠らされているのか 伝えられなかった大切な情報

1. 登場人物の"思い"と"疑問点"を考えてみよう

a. 大島看護師の思い（✓）と疑問点（🐌）

- ✓ 現状を認めたくない気持ちは, 奥さんの方が強い
  - 🐌 それを受けて奥さん（理沙子さん）とどのようにかかわっているのだろうか

- ✓ 夫婦で残された時間の過ごし方を話しあう時期がきている
  - 🐌 野島さんと理沙子さんはどう考えているだろうか
  - 🐌 チームではこのことをどのように伝えようと考えているのだろうか

- ✓ 野島さんのせん妄は, マネジメントがむずかしいかもしれない
  - 🐌 チームでは野島さんのせん妄の病態をどのように評価しているのだろうか

- ✓ 眠らされてしまったと奥さんが思うのは, しかたがないと感じている
  - 🐌 どうしてしかたないと思うのだろうか
  - 🐌 傾眠状態になることについて誰がどのような説明をしたのだろうか

- ✓ 田畑先生が説得するような説明をしているのが気になっている
  - 🐌 説得するような説明がどうして気になるのだろうか

b. 野島光一さんの思い（✓）と疑問点（🐌）

- ✓ これからは苦しくないように過ごしたい
- ✓ 妻の悲しそうな顔を見るのがつらい
  - 🐌 苦しまないようにするための方法を野島さんと話し合っていただろうか
  - 🐌 このような気持ちを妻に伝えられているだろうか
  - 🐌 大島看護師やチームは野島さんの気持ちをどう受け止めているだろうか

c. 野島理沙子さん（妻）の思い（✓）と疑問点（🐌）

- ✓ 私に今できることは何とか食べさせることだ
- ✓ 私ががんばろうと思うと, かえって光一さんを苦しませていると落ちこむ
  - 🐌 こういう気持ちを誰かに話したり, 受け止めてくれる人はいるだろうか

- ✓ 田畑先生や看護師の説明することがどうしても納得できない

- ✓病気の重い患者はこういうもんだって言われているように聞こえてしまう
    - ☝どうして理沙子さんは納得できないのだろうか
    - ☝理沙子さんがどのように理解したのか，誰かが把握しているだろうか，また把握しようとしているだろうか

- ✓症状を和らげるための薬剤だが，眠っている時間ばかりで，別人になってしまったみたいで恐い
    - ☝理沙子さんに呼吸苦・痛み・せん妄の治療に伴う益と害について，どのような説明がなされているのだろうか

d. 田畑医師の思い（✓）と疑問点（☝）

- ✓野島さんの意向に沿ったかかわりが自分のつとめである
    - ☝野島さんの意向に沿ったかかわりとは何だろうか
    - ☝チーム内で野島さんの意向に沿った方針をとることは共有できているだろうか
    - ☝理沙子さんと話し合っているだろうか

- ✓奥さんが野島さんの意向を理解し，その方針を了解してもらう必要がある
    - ☝理沙子さんにどのように説明し了解してもらおうと思っているのだろうか
    - ☝チームメンバーに自分の考えをどのように伝えているのだろうか

- ✓せん妄の緩和が目的だが，二次的に眠る状況になってしまい，症状マネジメントがうまくいくかわからない
    - ☝呼吸苦と痛みのマネジメント，せん妄のマネジメント，現在の状態をひき起こしている病態についてどのように診断しているのだろうか
    - ☝チームでその情報をどのように共有しているだろうか

これは筆者らが感じ取った，大島看護師，野島光一さん，野島理沙子さん（妻），田畑医師の"思い"と筆者らが考えた"疑問点"のほんの一部である．皆さんは，どのような疑問が浮かんできただろうか．さらに考えほしい．

2. 倫理的課題　ナラティヴに注目して

　刻々と病状が悪くなる終末期において，本人が自分の考えや意向を伝えられる状況やタイミングを，専門職として的確に見極めていくことの重要性とそのむずかしさ，夫の状況を受け入れられない妻とのかかわりの困難さについて，このケースを通して私たちは気づかされることであろう．
　患者は苦しくないようにしてほしいという意向を医師にはっきりと伝えているが，鎮静への意向については確認できず同意も取れないままで，二次的鎮静へ移行してし

まっている．終末期の病態は急速に変化することが多いので，よく起こりうる症状，その変化のスピード，対処方法について，本ケースでは患者や家族に対して，事前の説明が十分できていなかったことがみえてきた．残された最期の時間がどれくらいなのか，その時間を二人でどのように過ごすのか，そういったことを患者と家族が話し合う機会を作ることも，エンド・オブ・ライフケアとして重要なことであろう．また医師や看護師は，妻の理沙子さんが夫の現状を受け止められない気持ちを感じつつも，理沙子さんが自分の思いを整理したり，現在の夫の状況や今後のことを理解することができるようなアプローチができないまま，さらに二次的鎮静への説明も不十分になってしまい，眠らされてしまったという疑念を抱かせる結果になってしまった．

　野島さんは苦痛を和らげ，静かな時間をもちたいと考えている．また妻ががんばりすぎていることを思いやっている．一方，理沙子さんは夫の現状を認めたくない思いや悲嘆が強く，それもあいまって薬剤の投与やそれに伴う副作用について理解することができなくなっている．医師は，野島さんの意向を最優先にするために，何とか理沙子さんに現況を理解してもらわなければならないと考えている．また一方，大島看護師は理沙子さんの気持ちに気づいているが，そのことを理沙子さんと話し合うことができず，医師にも，チームメンバーである看護師にも伝えることができないでいる．かかわりあう人々が，野島さんにとって安らかな時間がもてることは重要であると認識しつつも，限られた時間のなかで今話し合うべきこと，共有すべきことがみえなくなっているのではないだろうか．

　妻の理沙子さんは，夫が眠らされてしまったと語っている．どうしてこういう疑念を抱くようになってしまったのだろうか．理沙子さんのナラティヴや大島看護師のナラティヴをみていくと，入院してからの医師や看護師との継続的なかかわりあいの中で，このような誤解が生じてしまったことがわかるだろう．野島さんと理沙子さんのナラティヴを読んでみると，子どもがいない二人の夫婦の結びつきの強さが痛いほど伝わってくる．理沙子さんは，夫ががんであるとわかってから今の再入院にいたるまでの3ヵ月間，なんとか夫を励まし，状態がよくなるよう自分のできることは何でも惜しみなくしてきた．

　しかし一部の看護師には，理沙子さんが夫に無理に食べさせようとしているとか，医師には，現実に圧倒され現状を理解したくないのだろうと思われている．一方，理沙子さんは大島看護師がよく話を聞いてくれるが，それに対して何も言ってくれないので，物足りなさを感じている．そういった周囲の醸し出す雰囲気が，1人で必死に夫の看病をしている理沙子さんをますます孤立させていると言えないだろうか．理沙子さんにとっては，医療者への信頼が揺らいでいる．

　医師や看護師の説明に対して，理沙子さんは「病気の重い患者はこういうもんだって言われているように聞こえてしまって」「最終的にはこの時期の患者はこうなるのはしかたがない」と受け取っている．また医師に対して，「突き放されている感じ」と述べている．それは，理沙子さんが現状を受け入れたくないから，このように思ってしまっているのだろうか？そういった面も決してないとは言えない．しかし，医師は，

野島さんだけが特別ではなく，ターミナル期にある患者の多くはこのようになると，一般的な患者像を提示することで，理沙子さんを説得しようとしている．説明する医療者側の伝え方や説明の仕方によって，このような理沙子さんのナラティヴが生まれているとみる視点も大切であろう．理沙子さんは，「詳しく説明しても理解できないと思われているのかしら」と語っているように，むしろ"一般的な患者"の話ではなく，"私の夫"の話を具体的に話してもらいたいのではないだろうか．

3. 今後の行動に向けて

　では，大島看護師の今後の行動に向けて考えてみよう．大島看護師は，野島さんががんと診断されたときから担当であり，理沙子さんの現状を認めたくない気持ち，野島さんの病気の進行に気持ちが追いついていかない状況を，医療職として誰よりも近くで見てきて，そのつらさと不安に気づいている．ただ，自分たち医療者はきっと理沙子さんから，理屈ばかりで気持ちをわかってくれない人達と思われているだろうと感じている．そういうこともあいまって理沙子さんの気持ちに沿うような積極的な姿勢がいまひとつみられない．理沙子さん自身，今後の夫の見通しに対して，相反する考えを整理しきれないままになっていることにも，理沙子さんの感情に配慮しながら，理解する必要があろう．

　大島看護師は，自らが感じ取っている理沙子さんの反応や気持ちを，専門職としてどのように判断しているのだろうか．理沙子さんの現状は今までの経過からみて，相当ストレスフルな危機的状況であり，判断能力が弱まっている可能性や予期悲嘆についても，アセスメントし見極めることが重要ではないだろうか．また再入院後のいつ，どのような状況において，理沙子さんの誤解や疑念が生じてしまったのか，大島看護師だけではなく，チームメンバーで誤解が生じてしまった背景を探り，その誤解を取り除くためのアプローチをできるだけ早く考える必要がある．野島さんの意向をふまえて，今後どのようなケアが可能なのか，理沙子さんとともにその目標を検討し，考えていくことが求められるのではないだろうか．

　また，チームでは野島さんの一連の経過（呼吸苦・痛み・せん妄），その対処，その結果をどのようにアセスメントし，評価しているのだろうか．患者自身，妻の理沙子さんへどのように説明し，対話してきたのかをカンファレンスなどで話し合い，理沙子さんが疑念を抱いている状況のきっかけを探り，疑念を払拭するにはどのようなアプローチが求められるのかをチーム内で共有する必要があるだろう．鎮静以外の苦痛を緩和する方法がないのかを慎重に検討することも重要である．それを検討するためには二次的鎮静となっている原因と可逆性，その場合の益・害を評価することが求められるだろう．

D ケース4 本人と家族,医療者とのはざまで利用者の尊厳をどこまで守れるのか

1. 登場人物の"思い"と"疑問点"を考えてみよう

a. 小林看護師の思い（✓）と疑問点（🔖）

- ✓ 達夫さんの経歴を知り,初回の訪問に緊張している
- ✓ 気むずかしい男性に接するのは嫌だ
    - 🔖 どうして緊張してしまうのだろうか
    - 🔖 小林看護師が考える気むずかしいとはどのような性格だろうか

- ✓ 達夫さんが服薬できていないので,何とかしなければならない
    - 🔖 達夫さんや奥さんにそのことをどう伝えようと思っているだろうか

- ✓ 薬箱を用いた服薬確認の方法を提案したら達夫さんに怒られた.彼はプライドが高いのでこの方法を受け入れてもらうことはむずかしい
    - 🔖 達夫さんはどうして怒ったのだろうか
    - 🔖 プライドが高いことがこの方法を受け入れられない要因なのだろうか
    - 🔖 この服薬確認方法について達夫さんにどのように説明したのだろうか

- ✓ 在宅といえども服薬管理は看護師の責任であり,患者の病状悪化を防がなければいけない
- ✓ 看護師として,患者の病状悪化を黙って見過ごすわけにはいかない
    - 🔖 自宅での服薬管理の責任は看護師だけにあるのだろうか
    - 🔖 このような状況を職場のスタッフと相談できているだろうか

- ✓ 職場の上司に自分の力不足を責められ,やりきれない気持ちになる
    - 🔖 職場の上司は小林看護師のどんな所を力不足だと感じているのだろうか
    - 🔖 また,小林看護師の気持ちに気づいているだろうか

- ✓ 奥さんは達夫さんの変化を受け入れられていない
- ✓ 奥さんが服薬管理をすることはむずかしい
    - 🔖 どんなところから変化を受け入れられていないと感じたのだろうか
    - 🔖 奥さんはなぜ服薬管理をすることがむずかしいのだろうか

74　Ⅲ章　ケースのふりかえり　倫理的課題と今後の行動に向けて

- ✓ 佐久間医師に達夫さんの病状の悪化を防ぐ方法を一緒に考えてもらいたい
  - ▸ 小林看護師は佐久間医師にどのようにかかわってもらいたいのだろうか

- ✓ 病状が悪化すれば，奥さんも追いつめられ，長年連れそった夫婦にとってつらいことになる
  - ▸ 長年の穏やかな夫婦関係をこのまま続けるにはどうしたらいいのだろうか

b. 佐久間医師の思い（✓）と疑問点（▸）

- ✓ 達夫さんに親近感を抱いてきた
- ✓ 達夫さんに対して父親をみているような気持ちになっている
  - ▸ 小林看護師はこのような思いを知っているだろうか

- ✓ 達夫さんは年をとっているので認知症だったとしてもしかたない
  - ▸ 内服できない物忘れの原因は，認知症と決めてしまってよいのだろうか

- ✓ 自分は命に即かかわる仕事からしなければならない
- ✓ 高齢者の生活上の課題については手が回らない
- ✓ 自分が手の回らないところは訪問看護ステーションがカバーしてくれる
  - ▸ 服薬管理ができないのは単に生活上の課題なのだろうか
  - ▸ 服薬ができないことは，ゆくゆくは命にかかわってくる問題ではないだろうか
  - ▸ 訪問看護ステーションと佐久間医師はどのような連携をしているのだろうか

- ✓ 在宅で服薬管理できず病状が悪化するのは，患者の自己責任だ
  - ▸ 達夫さんの自己責任なのだろうか
  - ▸ 服薬管理ができないことは，医療者に責任はないのだろうか

c. 古石達夫さんの思い（✓）と疑問点（▸）

- ✓ 看護師の小林さんが来てくれて感謝している
- ✓ 小林看護師は若いので，子どもっぽく扱われているような感じがする
  - ▸ 小林看護師にこの思いは伝わっているだろうか
  - ▸ 子ども扱いされていると感じるのはどんな時だろうか

- ✓ 自分が先に逝くと，妻は1人で生きていけない
- ✓ 妻は金銭管理や社会的なことは自分1人でできない
- ✓ 妻はあまり友達がいないから心配だ
  - ▸ 達夫さんの奥さんに対する心配に気づいている人はいるだろうか
  - ▸ 奥さんは達夫さんの心配をどのように受け止めているだろうか

✓妻が薬の心配をしてうるさく言うことにイライラする
✓妻が僕を子どものように注意することに腹がたつ
✓年をとったとバカにしているんじゃないかと思う
　　🐌どうしてイライラしたり腹がたっているのだろうか
　　🐌自分が服薬できていないことに気づいているだろうか

d. **古石美枝さん（妻）の思い（✓）と疑問点（🐌）**
✓夫と歩んできた人生は幸せだった
✓夫に仕えたことで自分の役目は果たせている
　　🐌達夫さんは奥さんの気持ちをどのように受け止めているのだろうか
　　🐌このような思いを夫に伝えることができているだろうか

✓夫はプライドが高く物忘れを認めない
✓夫は物忘れをして今までと違う
　　🐌夫の物忘れをどのように捉えているだろうか
　　🐌気づいたことを誰かに伝えられているだろうか

✓夫は薬の確認を自分にはさせない
　　🐌達夫さんはどうして奥さんに薬の確認をさせないのだろうか
　　🐌服薬確認について小林看護師とどのような話をしているのだろうか

✓看護師の小林さんが訪問してくれてほっとした
　　🐌奥さんの気持ちは小林看護師に伝わっているだろうか

✓夫だけが頼りだった
✓夫のいまの状態を1人では受け止められない
　　🐌こういう気持ちを誰かに伝えられているだろうか
　　🐌誰か相談できる人はいるだろうか

✓この先も面倒を見られるかどうか不安だ
　　🐌これからのことについて誰かと相談できているだろうか
　　🐌奥さんは具体的に何に不安を感じているのだろうか

✓病院でのつきそいは疲れる
　　🐌こういう思いを気づかっている人はいるだろうか

✓夫婦二人の生活にゆきづまりを感じる
✓もっと近所づきあいをしていればよかった

✓ 夫が先立った後のことを考えると不安だ
　　🔻 どのようなことにゆきづまりを感じているのだろうか
　　🔻 近所の方とどんなかかわりをしたいと思っているのだろうか
　　🔻 今どのようなことが不安なのだろうか

　これは筆者らが感じ取った小林看護師，古石達夫さん，古石美枝さん（妻），佐久間医師の"思い"と筆者らが考えた"疑問点"のほんの一部である．皆さんは，どのような疑問が浮かんできただろうか．さらに考えてほしい．

2. 倫理的課題　ナラティヴに注目して

　慢性疾患を抱えながら，長く在宅療養生活をしてきた高齢者の病状が悪化し，入退院をくりかえすようになった．その原因は服薬の自己管理能力の低下によるものと推測され，訪問看護師はそのまま見過ごすことができないと考えているが，本人に物忘れの自覚がないため，その対応方法に苦慮しているというケースである．

　小林看護師は，達夫さんの病状悪化は，物忘れによって服薬管理ができなくなっていることに関連していると気づいているが，佐久間医師は自己責任であるとみなし，医療者側の責任についてあまり認識していない．看護師の訪問によって，病状の悪化が自己管理能力の低下によるものであるとわかったが，それ以前の1年間は問題として捉えられてこなかった．達夫さんの物忘れの症状についても，このまま経過を見てよいのかどうかという医学的判断も曖昧なままになっている．薬箱を使った服薬方法の提案に対して達夫さんは納得しておらず，達夫さんが納得できるような説明やかかわりが不十分であることがみえてきただろう．また，達夫さんと妻は，達夫さんの物忘れが1つのひきがねになって今までの良好な夫婦関係にほころびができ，今後の不安をつのらせている．達夫さんが服薬管理できなくなってきたことだけが問題なのではなく，医療者や介護サービス間の連携も適切に行われていないこと，人々の間で，「助け合う関係性」が育まれていない環境もみえてくる．

　妻からは薬を飲んでいるかどうか心配され，若い看護師からは服薬管理ができていないことへ対処方法が提示され，達夫さんは怒りをあらわにし，子ども扱いされたと語っている．どうして達夫さんはそのような怒りを感じてしまったのだろうか．達夫さんのナラティヴをみていくと，6年間自己管理のもとで，慢性心不全に対処してきたという自負がみえてくる．達夫さんが今まで自分で管理できたことを尊重する姿勢，達夫さん自身が納得して服薬管理に取り組むことができるようなアプローチ，そういう関係性が築けていただろうか．達夫さんは，訪問看護の導入に際して，相談者ができるので安心と語っているにもかかわらず，自分が納得できない服薬管理の方法を提示され，若い看護師の介入の仕方に疑問をもっている．小林看護師は，訪問看護2年目で，病棟での患者とのかかわりを比較して，訪問看護のむずかしさに悩んでいる．そういう悩みを抱えつつ，達夫さんに対して最初から苦手意識をもち緊張し，自

分の実践に自信をもてず上司の目を気にしている．そういうことも，うまく達夫さんとの関係性が築けない要因になっているとみることができるだろう．小林看護師に対して，上司や職場のサポートが得られていない状況も浮き彫りになってくる．佐久間医師を頼ろうとするが，佐久間医師は在宅患者の生活支援までは手が回らず，小林看護師はますます孤立感を深めている．

1年くらい前から始まった夫の物忘れにより，妻の物語が変化していることが，妻のナラティヴから伝わってくる．夫と二人で今までと変わりない人生が送れると思っていたが，物忘れを受け入れられない夫に怒りをぶつけられ，自分1人で面倒を見られるかどうか，近所づきあいも少なく，夫亡き後の心細い未来を描いている．こういった妻の物語の展開を変化させるきっかけはないだろうか．そこに小林看護師の役割があるのではないだろうか．

3. 今後の行動に向けて

では小林看護師の今後の行動に向けて考えてみよう．今後の在宅療養をめぐって，古石夫妻の意向や心配事，そういったことを話し合えるような場を継続的に作っていくことは，小林看護師の大きな役割ではないだろうか．また達夫さんが服薬できていない状況への対応策としては，小林看護師が提案した箱に薬をセットしておく方法や，妻が服薬確認をするという方法がある．他にも医師と相談し，1日1回の服薬で済む薬を処方してもらい，看護師が午前中に訪問し服薬を確認することもできる．ただし，この方法は，達夫さんと奥さんが納得して受け入れることが前提となる．

一方，病状の悪化を防ぐ方法としては，病状悪化のサインにタイムリーに対応できる体制を整える必要があるだろう．たとえば，心不全悪化の徴候（体重増加，浮腫の増強など）が見られたら，訪問看護ステーションに電話をするよう二人に伝えておき，看護師は，緊急訪問などで，利尿薬の増量といったアドバイスをし，状態が悪ければ外来で治療する方向につなげていくことができる．このように，看護専門職として，達夫さんが病状悪化や救急搬送といった状況に陥らないように予防的かかわりをすることが重要ではないだろうか．通院に関しては，古石夫妻の意向をよく聞き，お互いがどのようにしたいのか，どのようなことが負担なのかをお互いに知ることを通して，これからの方向性を導き出す支援ができるだろう．たとえば，通院の際に，移送サービスを利用する，また近医や往診医と連携を取れば，在宅療養を続けやすくなるかもしれない．他には，通所サービスを利用することで本人の刺激になり，妻の負担を緩和する可能性もある．また，達夫さんが妻に怒鳴るようになり，妻が怯えていることから，2人の関係性が悪化しないように，気にかけていくことも大切であろう．

小林看護師は，古石夫妻が困っていることが何かをともに考え，専門的知識を生かして，在宅ケアの体制を作っていく役割を担う．妻は小林看護師の存在に安心と今後の希望を抱いており，小林看護師は妻の身近な相談相手，話し相手として妻の今の物語を変化させるきっかけとなるのではないだろうか．

E ケース5 組織の使命を果たすこととスタッフの安全を守ること

1. 登場人物の"思い"と"疑問点"を考えてみよう

a. 松下師長の思い（✓）と疑問点（🔍）

- ✓ マニュアル作成にも関与し，防護具の着脱訓練もしたが現実感がなかった
- ✓ 米国での感染者の情報を聞き，起きてほしくないことが起きたと思った
  - 🔍 日頃，松下師長は自分がおかれた立場をどのように捉えていたのだろうか
  - 🔍 マニュアル作成や防護具の着脱訓練はどういう想定下に行われたのだろうか

- ✓ スタッフから非難の目で見られ，どうしていいかわからず逃れたい気持ちになった
  - 🔍 どうしてスタッフに非難されていると思うのだろうか

- ✓ スタッフをどのように守っていくか病院の方針を知らないので，スタッフに何と言ってよいかわからない
  - 🔍 病院の方針はあったのだろうか
  - 🔍 病院の方針があるのなら，どうして松下師長に伝わっていないのだろうか
  - 🔍 どうして病院の方針について看護部長や院長に確認しないのだろうか
  - 🔍 病院の感染管理の担当者はどのような役割を担っているのだろうか

- ✓ 患者からの感染でスタッフを失うのだけはなんとしても避けたい
- ✓ なんとかスタッフを感染から守りたい
  - 🔍 こういう松下師長の気持ちはスタッフに伝わっていただろうか
  - 🔍 スタッフを感染から守るためには，具体的にどうしたらいいのだろうか

- ✓ 院長に相談したが叱責されて恐くなって，何も言えなくなった
  - 🔍 院長に自分の思いを伝えることができただろうか
  - 🔍 院長は松下師長の話をどのように受け取ったのだろうか

- ✓ 組織の使命を全うしなくてはならない
  - 🔍 感染症病棟の使命について，スタッフにどのように伝えていたのだろうか
  - 🔍 日頃からスタッフとともに考える機会はあっただろうか

b. スタッフナース（中野さん）の思い（✓）と疑問点（🔖）

- ✓ 感染症看護に特別に興味があったわけではない
- ✓ 強毒性の感染症患者の看護という危険な業務を担うことに納得できない
  - 🔖 B病院やC病棟の使命をどのように認識していたのだろうか
  - 🔖 どうして納得できないのであろうか

- ✓ 防護具の着脱訓練もしたが，実際に使用する実感はなかった
  - 🔖 どのような思いで訓練に参加したのだろうか
  - 🔖 具体的な想定の下に訓練は行われたのだろうか

- ✓ 感染した場合，生命の危険がどの程度あるのかはっきりわからず不安だ
- ✓ どのように自分の身を守ればよいかわからない
  - 🔖 新型の感染症の特徴や感染防御方法についてどのような情報提供がなされているのだろうか
  - 🔖 自らは専門職としてどのような情報収集をしていたのだろうか

- ✓ 病院は私たちを見捨てるつもりかもしれない
  - 🔖 どうして病院から見捨てられるかもしれないと感じるのだろうか

- ✓ 松下師長にはスタッフを守るという覚悟が感じられない
- ✓ 松下師長は病院の対応方針がわかっていない
  - 🔖 管理職としての松下師長にどのようなことを期待しているのだろうか

c. 院長の思い（✓）と疑問点（🔖）

- ✓ 院長として強毒性の新型感染症患者を受け入れる責任がある
  - 🔖 病院の責務や自分の考えをどのようにスタッフに伝えていたのだろうか
  - 🔖 スタッフは病院の責務や院長の考えを理解していただろうか

- ✓ マニュアルも作成し，防護具の着脱訓練もしたのでスムーズに受け入れや治療ができる
  - 🔖 スタッフもスムーズな患者の受け入れができると思っているだろうか
  - 🔖 スタッフの安全を守るための病院の方針を明確に示していただろうか
  - 🔖 患者から感染した場合の対応方法について明確に示していただろうか
  - 🔖 想定される患者受け入れについて感染管理の担当者と検討してきたのだろうか

- ✓ C病棟のスタッフが恐がって受け入れたくないと聞いて愕然としている
  - 🔖 どうして愕然としたのだろうか
  - 🔖 患者を受け入れるスタッフに恐怖心はないはずだと思っているのだろうか

- ☑ 松下師長が，患者の受け入れをスタッフが拒否していることについて事前に相談しなかったことに腹を立てている
  - ⮡ どうして松下師長は，院長に事前に相談しなかったのだろうか

- ☑ 松下師長は感染症病棟の看護師長として患者を受け入れる責務があり，そのためにスタッフをまとめる必要があることをわかっていない
  - ⮡ 院長が考えている感染症病棟の看護師長としての責務とは何であろうか

これは筆者らが感じ取った，松下師長，スタッフナース（中野さん），院長の"思い"と筆者らが考えた"疑問点"のほんの一部である．皆さんは，どのような疑問が浮かんできただろうか．さらに考えてほしい．

2. 倫理的課題　ナラティヴに注目して

　世界的に見て，新型の感染症への対応や対策が注目されている中で，本ケースは看護師長という中間管理職が，感染症指定医療機関としての使命を果たしつつ，いかにスタッフの安全を守っていくのかという揺れ動く葛藤が描かれている．感染症指定医療機関は，事前のマニュアル作りや患者受け入れのシミュレーションなどを行い，組織をあげて万全の準備をしていくことが求められることは言うまでもないが，その中で，かかわりあう人々が十分な情報を提供され納得した上で，感染症の看護や医療に携わることの重要性を改めて考えさせられるケースである．
　強毒性の感染症患者から感染するリスクがあること，感染した場合，看護師の生命に危険が及ぶ可能性があること，そのリスクに対する組織的な予防策や，万が一患者から感染した場合，スタッフに対する対応策の準備が十分なされておらず，必要とされる情報がスタッフへ提供されていないことがみえてきただろう．マニュアルも作成され，防護具の着脱訓練も行われたが，危機感や現実感はあまりなく，そういった状況の中で，スタッフは不安を感じ，納得できないでいる．
　B病院は感染症指定医療機関のため，感染症法で指定された疾患の患者を受け入れる責務がある．とくに感染症病棟であるC病棟において，個々のスタッフのその責務への認識が十分でなかったり，管理職の院長も，病院の責務を十分スタッフに伝え，認識を高めていく努力が不十分であることもみえてきた．院長や看護部長がスタッフに感染が及ぶリスクや，スタッフが感じる恐怖についても重視していないことも気がかりな面である．また感染管理の担当者の役割も明確ではないようだ．
　院長は感染症指定医療機関の長として，組織の使命を十分果たし，全うすることがもっとも大きな関心事であり，そのためには病院で働くスタッフには，その責務を果たしてもらわなければならないし，果たすだけの準備もできていると思っている．看護部長は，マニュアルや防護具の着脱訓練もしたので，C病棟では患者を受け入れることができるだろうし，松下師長がなんとかしてくれると思っている．松下師長は，

感染症病棟の管理職として病院の責務を果たし，かつ感染リスクがゼロではないなかで，どうやってスタッフの安全を守っていったらよいのか，そのことが大きな関心事である．スタッフナースの中野さんや他のスタッフは，防護具の着脱訓練はしたが，いざ患者を受け入れるとなると非常に不安で，いくら責務があると言われても恐いという気持ちがあり，自分の身を守ること，また病院はどのように自分たちを守ってくれるのか，そういうことに関心がある．このように登場人物のそれぞれのナラティヴをみていくと，次のように関心事が異なっているのがみえてくる．

　どうして中野さんや他のスタッフは，C病棟で患者を受け入れたくないと思っているのだろうか．中野さんのナラティヴをみると，まず必ずしも感染症看護に興味や関心があるわけではないことがその1つの理由にあげられている．新型の感染症への脅威が，ある程度明確になってきて初めて危機感が生まれるのかもしれないが，病院やC病棟そのものが有する使命については，そこで働くスタッフにどのように説明され，スタッフはそれをどのように認識し，組織としてそのような事態への意識を高める取り組みがなされてきたのだろうかと考えさせられる．さらに，中野さんは「はっきりわからず不安」と語っている．これは，スタッフに感染する可能性やその場合の生命への危険度，また病院の方針や対応に関する情報が提供されていないことが大きく関係しているだろう．松下師長は，中野さんから病院は守ってくれるのかと言われたこと，スタッフが恐がっていることを，どうして1人で抱え込み，誰にも相談できないでいたのだろうか．何が松下さんの行動をそのようにとどめてしまったのだろうか．

　すでに説明してきたように，最前線で患者の看護にあたるスタッフをどのように守るのかという病院としての方針が明確ではない，少なくとも感染症病棟の管理職の松下師長にはその方針が伝えられていない．よってスタッフともきちんと向き合えないでいたとみることもできるだろう．一方，精神的身体的に負担の大きい立場にある松下師長が，組織からサポートを得られず孤立している点もみえてくるだろう．

　松下さんは「気持ちを奮い立たせて病棟へ行った」とある．ここからも，自分1人でスタッフと相対さなければならないという思いが伝わってくる．院長の「それでも感染病棟の師長か！……なんとかしなさい」という言葉，看護部長の「なんとかならないの？」という言葉，これらは松下師長の言動や行動にどのような影響を及ぼしているだろうか．二人とも松下師長へ管理職としての責任のみを求め，それを果たすことの重要性ばかり強調しているが，スタッフの安全を守るために院長や看護部長として担わなければならない役割については，認識できているのだろうか．院長と看護部長は第一線に立つスタッフが強い不安を抱いていることへの配慮や，自分たちの部下である松下師長がそのことについて悩んでいることに気づき，思いやることもしていない．周囲への支援や管理職としての重責を担う松下師長に対する理解のなさが，さらに彼女を孤立させ，結果としてスタッフへ自信をもって話ができず，かかわりをもつことさえできなくなっているのではないだろうか．

3. 今後の行動に向けて

　では，松下師長の今後の行動に向けて考えてみよう．松下師長は，患者を受け入れたくないというスタッフと，トップダウンでことを進めようとする院長，さらに無関心でお任せ姿勢を取っている看護部長との間で板挟みにあり，どうしていいかわからない状態である．B病院は，感染症指定医療機関であるため，患者の受け入れを拒否することはできない．よって，第一線で患者の医療や看護にあたるスタッフの安全を守るための最善の対策を取ることが，病院として行うべきもっとも重要なことであろう．

　松下師長は，C病棟のスタッフの感染が恐いという気持ちに気づいている．きっと松下師長も不安や恐怖があるだろう．自分が強毒性の感染症患者の看護についてどのように感じているのか，そういった不安や恐怖は特別なことではないこと，そのようなことを素直に口に出すことを通して，スタッフとこの問題について話し合うきっかけが作れないだろうか．その中で，感染症病棟で働くことの意味や責任についても話すことができるとよいだろう．また，強毒性の新型感染症の特徴，患者を看護する上での危険性とその対処法を十分に説明し，スタッフが納得して看護できるような体制を整えていくことが看護師長として求められるだろう．実際に患者の受け入れが始まってからは，患者からの感染を可能な限り防止するために，スタッフが適切な感染防御方法を取れているかに注意を払い，スタッフの体調や抱えているストレスを気遣うことも重要な役割になってくる．

　松下師長は，精神的身体的にかなりの負担を強いられている．にもかかわらず，立場上スタッフに弱音を吐くことはできないため，松下師長が安心して思いを吐露できるような場が必要ではないだろうか．病棟の管理職であることには違いないが，1人でその重責を担っているのではなく，自分も誰かに支えられていると思えること，そういう雰囲気や支援体制を作ることは看護部の役割ではないだろうか．

　院長や看護部長は，まずはスタッフの安全を守る方法を徹底的に考え，さらにスタッフとともに考える姿勢が必要ではないだろうか．とくに院長には，強毒性の感染症患者の診療・看護を担うスタッフを組織的にどのように守っていくか，方針を明確にすることが求められる．また，スタッフの負担を理解し，ねぎらいの心をもって接することも大切になってくる．

　C病棟のスタッフにおいても，彼らは専門職であることは間違いなく，感染症の情報はすべて病院や上司から与えられるものという受け身の姿勢でよいだろうか．感染防御のためにどのような対策を取ることができるのか，組織の一員としてともに考えていく姿勢が専門職として求められるだろう．

F　ケース6　誰からも信じてもらえない
　　　　　　　　生かされなかった看護学生の得た情報

1. 登場人物の"思い"と"疑問点"を考えてみよう

a. 鈴木絵美さん（看護学生）の思い（✓）と疑問点（🔍）

- ✓ 初めての臨床実習で緊張している
- ✓ 病棟のあわただしい雰囲気に気後れしている
    - 🔍 鈴木さんの緊張を和らげ，気づかってくれる人はいただろうか

- ✓ シャワー浴でのケアのスピード感と手際のよさに圧倒されている
- ✓ 稲葉さんの顔にシャワーの水しぶきがかかっていることが気になっている
    - 🔍 手際のよさやスピードだけが重要なことであろうか
    - 🔍 水しぶきがかかっていることに木内看護師は気づいていただろうか

- ✓ てきぱきと業務をこなす木内看護師に話しかけることができない
- ✓ 木内看護師の手際のよさを前にして何もできない
    - 🔍 木内看護師は，実習初日の鈴木さんの気持ちを気づかっているだろうか

- ✓ 稲葉さんの息が苦しい様子に気づいたが，木内看護師に言い出す勇気がない
    - 🔍 稲葉さんに声をかけることはできなかっただろうか
    - 🔍 木内看護師は，稲葉さんの息苦しさに気づいていたのだろうか

- ✓ 大川先生に稲葉さんの顔に水しぶきがかかったことを話したが，真剣に取り合ってくれなかった
    - 🔍 どうして真剣に取り合ってくれないと感じたのだろうか
    - 🔍 忙しい病棟ではしかたがないことなのだろうか

- ✓ 木内看護師の威圧的な態度に萎縮してしまう
- ✓ 木内看護師のきつい口調に，どうしていいかわからない
- ✓ 木内看護師に報告したことがすべて否定されてどうしていいかわからない
    - 🔍 誰かに自分の思いを相談できたであろうか
    - 🔍 木内看護師はどうしてこういう態度をとってしまうのだろうか

- ✓ 大川先生と木内看護師が自分のことを話しているようで気になった

- ✓ どんなに一生懸命勉強したかを言っても，きっとわかってもらえないとあきらめている
    - ➥ 大川教員は鈴木さんとも話をして状況を把握しようとしているだろうか
    - ➥ 大川教員は木内看護師からの話だけで，一方的に学生を捉えていないだろうか

b. 木内看護師の思い（✓）と疑問点（➥）
- ✓ 実習は学生にとっては見学程度で終わってしまうだろう
- ✓ 学生はシャワー浴の介助を全く手伝おうとしない
    - ➥ 実習の目的や内容を理解しているのだろうか
    - ➥ 看護学生にとっての実習の意義を理解しているだろうか

- ✓ 忙しい状況なので，できれば学生の実習を断りたい
    - ➥ 実習受け入れに関して，病院の管理者と話し合いがもたれているのだろうか

- ✓ 鈴木さんはシャワー浴を全く手伝おうとせず，やる気のない学生だ
- ✓ 学生は無表情で何を考えているのかよくわからない
    - ➥ 学生の態度や表情からだけで，学生を捉えてよいのであろうか
    - ➥ 鈴木さんがどのように思っているかきいてみようと思わなかったのだろうか

- ✓ 報告が適切にできないのは勉強をしていないからと思っている
- ✓ 実習では報告はある程度できるのが当たり前と思っている
    - ➥ 初めての成人看護の実習という鈴木さんのおかれた状況に配慮できているだろうか
    - ➥ 問い直したり確認したりする必要はなかったのであろうか
    - ➥ 学生への期待を高くもちすぎていないであろうか

- ✓ 学生が手術後の全身状態の観察をできないことに教育への不満を感じている
    - ➥ どういう教育が必要と思っているのだろうか
    - ➥ 臨床実習での教育の意義をどのように考えているのだろうか

c. 大川教員の思い（✓）と疑問点（➥）
- ✓ 今年度からの新しい実習先なのでうまくやりたい
- ✓ スタッフとの信頼関係を築くには，スタッフを立てることだ
    - ➥ うまくやるとはどういうことなのだろうか
    - ➥ スタッフを立てることが信頼関係を築くことなのだろうか
    - ➥ 互いに信頼関係を築く努力をしているだろうか
    - ➥ 成人看護領域内のスタッフのなかで，相談できる人はいるだろうか

- ✓鈴木さんの報告を受けたが，病棟の忙しさからみてしかたない
  - ▶本当に「しかたない」ことなのだろうか
  - ▶鈴木さんが伝えたかったことを真摯に受け止めているだろうか

- ✓実習内容が軌道に乗らない学生が多く，焦っている
- ✓実習指導を行う時間が足りない
- ✓指導が行き届かず病棟に迷惑をかけている
  - ▶誰か相談できる人はいるのだろうか
  - ▶病棟のスタッフとはどのように連携しようとしているのだろうか

- ✓鈴木さんに手術の勉強をしたかとたずねたが，返事がかえってこず，不安だ
- ✓鈴木さんに事情を話してもらえず戸惑っている
  - ▶どうして返事がかえってこないのだろうか
  - ▶話をしてもらえるような関係性を築いていただろうか
  - ▶話をしてくれない理由を考えただろうか

　これは筆者らが感じ取った，鈴木絵美さん（看護学生），木内看護師，大川教員の"思い"と筆者らが考えた"疑問点"のほんの一部である．皆さんは，どのような疑問が浮かんできただろうか．さらに考えてほしい．

2. 倫理的課題　ナラティヴに注目して

　看護学生が臨床実習において，担当患者の息苦しい様子を捉えていたにもかかわらず，その情報が病棟内のチームで共有できず，患者が悪化の転帰をたどってしまったケースである．

　鈴木さんは，シャワー浴介助やその後の稲葉さんとのかかわりの中で，稲葉さんの"息苦しさ"を捉えている．そのことを大川教員や木内看護師に伝えたが，重要な情報として扱われなかったことがみえてきた．忙しい病棟では実習生はわずらわしい存在であるとの木内看護師の認識も容易にナラティヴから伝わってくる．実習生の存在が，臨床の場においては「まだ何もできない学生」という受け止め方があり，実習生が得た情報の重大性に気づけず，学生の言葉を真剣に受け止める姿勢が足りないといった背景もみえてきただろう．患者を支えるチームの一員として学生を受け入れ，未来の医療者を臨床の場で育てていくという意識が，教員も臨床スタッフも低く，本来の実習の目的が共有されていないため，両者の信頼関係が構築されていないことも問題としてあがってこよう．

　大川教員は学生自身とのかかわりにおいて，実習への取り組みを実際に見ながら判断するというよりも，木内看護師から得た情報で鈴木さんを判断してしまっている．大川教員は，実習を「やらせてもらう」ことに大きな関心があり，稲葉さんに何が起

きているのかを学生とともにみようとする姿勢がみられない．

　鈴木さんのナラティヴをみていくと，自分自身が無力であること，そして教員や看護師へのあきらめの気持ちが伝わってくる．どうして鈴木さんは自分が無力だと感じてしまったのだろうか，どうしてあきらめの気持ちを抱いてしまっているのだろうか．それは実習でのさまざまなできごとが関連していることがわかるだろう．たとえばシャワー浴の場面では，鈴木さんは水しぶきが患者にかかり，息苦しそうであったことを捉え，それを大川教員に伝えている．しかし病棟が忙しいのでしょうがないと言われ，鈴木さんは軽くうなずくことしかできなかったとある．また大川教員が木内看護師に何度も頭を下げている場面を目撃した直後，大川教員から手術の勉強はしたのかときかれた場面．鈴木さんは，こわばった顔で緊張し仁王立ちになっている大川教員の姿を見て，木内看護師に怒られたことと関係していることに気づき，一生懸命勉強してきたことを伝えてもきっとわかってもらえないと思ったと語っている．二人がひそひそと話している姿や大川教員の表情や言葉の調子そのものが，このような鈴木さんの思考に影響を与えているのがみえてくる．そういったことが鈴木さんをますます孤立させる状況を生みだし，相談者や指導者としての立場にある教員に対して，信頼を感じることができない関係性を作り出してしまっている．

　鈴木さんのナラティヴをみていくと，鈴木さんは木内看護師の前では緊張して，声が小さくなり，たどたどしい様子である．一体何が鈴木さんをこのようにさせてしまっているのだろうか．初めての実習の場で，どのように自分の身をおいていいのかわからない，そんな気持ちもあるだろうが，木内看護師の学生を圧倒するようなシャワー浴のやり方，1つひとつの手際よい行動が，鈴木さんの思考や言動に影響を与えているとも言えるだろう．一方，木内看護師のナラティヴを見てみると，鈴木さんのことを，ただ黙っているだけで何も手伝おうとしないやる気のない学生と捉えており，自分の言動やふるまいが彼女に影響を与えていることには気づいてもいない．このように大川教員や木内看護師の言動，行動，表情の1つひとつが，その後の鈴木さんの思考やふるまいに影響を及ぼしていることがみえてきた．

　この事例から，実習の目的が教員と臨床現場でどのように共有されているのか，疑問がわいてくる．木内看護師は今年度から病棟のリーダーになり，今までよりいっそうの責任を感じている中，実習生の受け入れは，この忙しい状況をさらに忙しくするものであるとの認識である．病院が実習を受け入れる理由，実習の目的について，病棟全体ではどのように考えられているのだろうか，管理職からはどのように伝えられているのだろうか．教員と実習先やその病棟で働く看護師との間で，実習目的の共有化や学生への教育についての話し合いがどのようになされているのだろうか．

3．今後の行動に向けて

　では，鈴木さんの今後の行動に向けて考えてみよう．この事例では，初めての実習となる鈴木さんを取りまく看護師，教員の言葉や行動をどのように変えていくことが

できるか，そして実習目的の共有や実習環境の改善が重要なカギとなるのではないだろうか．鈴木さん自身は精一杯実習にかかわろうとしており，これ以上どのような行動を求めることができようか．臨床現場の忙しさに飲みこまれ呆然としてしまうのも無理はない．言葉で上手に表現できなかったとしても，行動や表情などでも，自らかかわっていこうという姿勢を見せていくことが大切なことである．しかし，すべてが初めての経験である鈴木さんにとっては，このような積極的姿勢を見せることすらむずかしいかもしれない．鈴木さんは手術を受ける稲葉さんを受け持つということを念頭におき，まずは心身の情報を看護師に伝えていくことは重要である．具体的には，術後の観察など，まずは教員や看護師とともに行い指導を受けながら自信をつけていくこと，自分で判断できない情報はスタッフへ伝え，一緒に確認してもらうなどの工夫を行うとよいだろう．

　鈴木さんはまだ医療職ではないが，看護師という専門職を目指している．手術を受ける稲葉さんに学生として懸命に向き合い，稲葉さんとの信頼関係も少しずつ構築され，その結果，稲葉さんからは鈴木さんにしか見せなかった心細い思いも吐露されている．それは鈴木さんが真摯に稲葉さんに向き合ったからこそ得られたものである．学生だからこそ捉えることのできたその重要な情報をスタッフと共有することは，専門職を目指す学生に求められたことであり，看護師に伝えようとした鈴木さんの行動は意味あるものであった．なぜならその情報は稲葉さんに提供される医療の質にも影響を与えるものであるからだ．それを重要な情報として捉えられなかった背景や要因を探っていくことは，教員や病棟管理者，スタッフの間で検討されるべきことではないだろうか．

　本ケースでは，臨床の指導者である木内看護師に対し，萎縮してしまっている鈴木さんの様子が見えてきた．大川教員には積極的に鈴木さんとともに考えていく姿勢と，看護師と学生の関係構築が求められているのではないだろうか．とくに，臨床で実習を行う目的は何なのか，臨床指導者と事前に話し合い，納得した上で実習を受け入れてもらうこと，また初めての経験に圧倒されている学生を受け止めるかかわりも理解してもらう必要があろう．臨床指導者には病棟の業務の忙しさなどを適宜教員と情報交換しつつ，学生を受け入れ，支援する体制を整え，学生の持つ情報を大切にし，一緒に確認していく姿勢が必要だろう．

引用文献

〈ケース2〉
1) 佐藤伸彦：ナラティヴホーム構想とその実践．N：ナラティヴとケア 1 (1)：41, 2010

IV章
倫理的感受性を育む「ナラティヴ」

A 従来の臨床倫理におけるアプローチ

　今まで，医療や看護実践における倫理を考えるときに，どのようなアプローチが用いられてきたのだろうか．倫理的課題を検討したり，分析することの重要性は盛んに論じられてきた．本書で試みている「ナラティヴ」を活用する方法との違いをより明確にするためにも，2つのアプローチを紹介しておこう．1つは，原則に基づくアプローチ，もう1つは，系統的な手順に基づくアプローチである．

1. 原則に基づくアプローチ

　原則に基づくアプローチは，倫理原則に基づいて臨床での事象を見ていき，問題点を整理し推論していく方法論である．米国のビーチャムとチルドレスによって，以下の4つの倫理原則が提唱されている[1]．これらは医療者が医療や看護実践にのぞむ姿勢や態度を示しているものである．
① 自律尊重の原則（respect for autonomy）：患者が価値観や信念に基づいて考えたり，選択したり，行為する権利を認め，尊重すること．
② 無危害の原則（non-maleficence）：他者に危害を加えてはならない．
③ 善行の原則（beneficence）：他者の利益のために行為すること．
④ 公正・正義の原則（justice）：社会的負担や利益は正義に従い適正に分配すること．
　なお看護実践にとって重要な倫理原則として，以上の4つの原則に「誠実の原則」「忠誠の原則」を加えることを提唱する考え方もある[2]．

　この4つの原則を下支えするような倫理学の理論は，医療や看護現場で臨床家が活用するには複雑で難解であるため，これらの原則はシンプルであることもあいまって，倫理的課題を分析する1つの方法として浸透していった．絶対的な拘束力をもつ

ものではないが，ある一定の方向性を示し，この倫理原則の活用は汎用性がある点で魅力的である．しかしこの4つの原則に対する種々の批判もある．とくにあげられるのは倫理原則が容易に対立すること，さらにどちらの原則がより重要であるのかを熟慮する方法が主観的で漠然としている点などである[3]．

2. 系統的な手順に基づくアプローチ

こういった原則に基づくアプローチに対して，系統的な手順に基づくアプローチがある．この系統的な手順に基づくアプローチは，原則がまずあってそれに基づき抽象的な方法で議論していくのではなく，検討シートや問題記録用紙などを使用して，医療従事者が手順に沿って，個別のケースを具体的に分析していく中で，倫理的課題についても考えられるようになっているものである．その中でもよく活用され有名なアプローチを3つあげておこう．

臨床倫理の事例検討法として有名なのは，**表1**のジョンセンの4分割表である[4]．「医学的適応」，「患者の意向」，「QOL」，「周囲の状況」という4つの項目ごとに，ケースから具体的な問題を書き出し整理していく方法である．これにより4つの観点から情報収集できるようになっている．

また国際看護師協会（ICN）が提案したものを一部修正したという小西の4ステップモデルによる問題解決用紙（**図1**）も，看護領域ではよく活用されている[5]．4ステップモデルには，ステップ1（問題の明確化），ステップ2（問題の分析・整理），ステップ3（判断），ステップ4（行動の選択）という段階が含まれている．当事者の思いや価値観については，ステップ2で検討できるようになっている．**図1**は，考えるプロセスを記録するための用紙である．

3ステップによる臨床倫理検討シートは，情報共有から合意へという意思決定プロセスのコンセプトを具体化できるように，医療者をサポートするものとして開発されている[6]．

系統的に考えていくというのは，なんとなくこう思うとか，こうするとよいに違いないとか，今までの経験上，こうしたらきっとうまくいく，というような曖昧な，どこへ帰結するかわからない考え方ではなく，手順を踏んで，論理的に根拠をもって考えるということである．手順を踏む，系統的に考えるというためには，なんらかの枠組みを使用すると考えやすいので，今まで紹介してきたような枠組みがいろいろ作られ，試行されている．とくに意思決定場面で活用されることが多いのが特徴である．

3. 系統的な手順に基づくアプローチのメリットとデメリット

このような枠組みを使用し，手順を踏んで，倫理的課題を検討する利点は何だろうか．枠組みはできるだけ根拠をもって行動できるように，なぜその行動をとるのかという理由を明確にするように作られているものが多い．「なぜ」と問うこと，そして

表1　ジョンセンらの4分割表

医学的適応（Medical Indications）	患者の意向（Patient Preferences）
善行と無危害の原則 1. 患者の医学的問題は何か？ 　病歴は？診断は？予後は？ 2. 急性か，慢性か，重体か，救急か？ 　可逆的か？ 3. 治療の目標は何か？ 4. 治療が成功する確率は？ 5. 治療が奏功しない場合の計画は何か？ 6. 要約すると，この患者が医学的および看護的ケアからどのくらい利益を得られるか？　また，どのように害を避けることができるか？	自律性尊重の原則 1. 患者には精神的判断能力と法的対応能力があるか？能力がないという証拠はあるか？ 2. 対応能力がある場合，患者は治療への意向についてどう言っているのか？ 3. 患者は利益とリスクについて知らされ，それを理解し，同意しているか？ 4. 対応能力がない場合，適切な代理人は誰か？その代理人は意思決定に関して適切な基準を用いているか？ 5. 患者は以前に意向を示したことがあるか？事前指示はあるか？ 6. 患者は治療に非協力的か，または協力できない状態か？その場合，なぜか？ 7. 要約すると，患者の選択権は倫理・法律上，最大限に尊重されているか？
QOL（Quality of Life）	**周囲の状況（Contextual Features）**
善行と無危害と自律性尊重の原則 1. 治療した場合，あるいはしなかった場合に，通常の生活に復帰できる見込みはどの程度か？ 2. 治療が成功した場合，患者にとって身体的，精神的，社会的に失うものは何か？ 3. 医療者による患者のQOL評価に偏見を抱かせる要因はあるか？ 4. 患者の現在の状態と予測される将来像は延命が望ましくないと判断されるかもしれない状態か？ 5. 治療をやめる計画やその理論的根拠はあるか？ 6. 緩和ケアの計画はあるか？	忠実義務と公正の原則 1. 治療に関する決定に影響する家族の要因はあるか？ 2. 治療の決定に影響する医療者側（医師・看護師）の要因はあるか？ 3. 財政的・経済的要因はあるか？ 4. 宗教的・文化的要因はあるか？ 5. 守秘義務を制限する要因はあるか？ 6. 資源配分の問題はあるか？ 7. 治療に関する決定に法律はどのように影響するか？ 8. 臨床研究や教育は関係しているか？ 9. 医療者や施設側で利害対立はあるか？

(Jonsen AR, Siegler M, Winslade WJ：臨床倫理学；臨床医学における倫理的決定のための実践的なアプローチ（赤林朗，蔵田伸雄，児玉聡監訳），第5版，13頁，新興医学出版，2006)

　「なぜならば」と根拠を考える思考のプロセスが訓練されることも，枠組みを使用することでもたらされる1つの側面である．直観によって導き出されるのではなく，論理的思考プロセスを経ることを重視している．また，共に問題に取り組む人々と問題や行動の選択肢などを言語化して記述することができ，かつ問題を整理するプロセスを共有化できるという強みもある．事実と価値について区別して考え，その区別に自覚的になることもうながしてくれるだろう．

　しかし，臨床で遭遇する倫理的課題に対しては，決められた公式や手順にあてはめればよいというわけではないし，万能なツールがあるわけでもない．ここで示している枠組みも同様である．枠組みがあれば，すぐに解決できるとか，自動的に判断が導けるものではないことを注意しておくべきである．枠組みを使用していくプロセスの

ステップ1：全体の状況，関係している人，看護上の問題点	ステップ3：ナースの行動の選択肢，その結果・波及効果

1）全体の状況，関係している人

2）看護上の問題点：

選択肢		どうなるか？（*）
A案	利点	
	欠点	
B案	利点	
	欠点	
C案		
D案		

＊利点，欠点の欄は適宜設ける．

ステップ2：関係する人たちの思い・大切なこと（価値），関係する法律・制度

1）登場人物のリストとその思い・価値
○○○○○

2）ナースの第一義的な責任の対象

ステップ4：何をなすべきか？ それをどのようになすか？

図1 4ステップモデルによる問題解決用紙

©小西恵美子

中で，その手順にこだわりすぎてしまい，全体像が見えなくなることがある．整理する用紙を埋めることにばかり気を取られてしまい，一体自分たちは何をゴールとすべきかわからなくなるなど大局を見失う可能性があることも念頭に入れておくとよい．

　ある状況において1つの正しい行動を見つけ出すことが重要なのではなく，受け入れ可能な行動の範囲を特定し，その中である行動を選択する根拠を明確に説明できることが重要であり，枠組みはそのような道筋をたどることができるよう助けてくれるものである．

B　ナラティヴ・アプローチ

　筆者らも前述したこの系統的な手順に基づくアプローチを授業や病院での研修で実践している．本書では，この系統的な手順に基づくアプローチそのものを否定したり，軽んじたりするのではなく，このように「系統的」であること，「手順」をふむという，枠を活用した思考方法を少し脇におき，臨床でかかわる患者や家族，そして自分自身の「ナラティヴ」を書いたり，考えたり，感じることに焦点をあて，看護実践における思考のありようを考えてみたい．

　むしろ本書を通して，そういう方法論や視点ではみえてこないものを考えるきっかけにしてほしい．さらに倫理的感受性を高めることを重視した，本書の「ナラティヴ」を活用したアプローチを，日々看護に向き合う読者の皆さんと共有できたらと願っている．

　読者の皆さんには，先入観なくⅡ章のケースを読んでもらうために，Ⅰ章ではナラティヴについての説明を最小限にとどめてきた．この章で，もう少しナラティヴの意味や意義，さまざまな分野におけるナラティヴ・アプローチを紹介し，かつナラティヴに注目することで何がもたらされるのかをまとめたい．

1.「ナラティヴ」の意味

　Ⅰ章で，「ナラティヴ」は「語り」や「物語」と訳され，「語られたもの」と「語るという行為」という2つの意味が含まれていると述べた．もう少し詳しくこの「ナラティヴ」についてみていこう．

　「語り」というのは，一般的に文字や音声などによる記述が思い浮かべられようが，それにとどまらず，広くは身体や表情によるノン・バーバル（非言語的）な語り，絵画や音楽などの視聴覚的な語りなども含まれると考えられている．日常会話はもちろんのこと，小説，神話，自叙伝，報道記事にいたるまですべてが「ナラティヴ」といえる．

　人が語るとき，同じことをくりかえしたり，話が飛んだりすることはあるが，ある程度筋道を立てて物事を話している．このようなすべてを含めて「ナラティヴ」とよ

んでいる.「語られたもの」というのは,まさに語り手が語った内容である.

先に示したように,「ナラティヴ」には,この「語られた内容」以外にも,「語るという行為」という意味があり,それを考えると,語り手と聞き手の関係性という側面が,必然的に重要になってくる.語りを聞いている相手の立場が欠かせない.1人で考えをめぐらせ独白している場合は,聞き手は自分であると捉えられる.ここでは聞いている人の反応や態度も意識されることになる.

人が経験を語るということを考えてみよう.人間の経験は,外にある個々の知覚や行動を寄せ集めたものではなく,行動を選択したり構成したり秩序づけたりして,経験として組織し,できごとを意味づけながら生きている[7].つまり,人は今おかれている状況や経験を,物語を作るように意味づけているということである.複数の人々がかかわりをもつことで,「ナラティヴ」は複雑になり,さまざまな場所,さまざまな文脈,さまざまな状況における,かかわりあう人々の「相互行為」として捉えることができる.このように「ナラティヴ」の意味をみていくと,「ナラティヴ」に注目するアプローチというのは,人がある状況や経験を意味づける行為や,その行為にどのような意味があるのかを扱うことになろう.

2. ナラティヴへの関心

心理学,医療人類学,社会学,医学,看護学などを中心に,ナラティヴに関心が集まって久しい.「ナラティヴ」という言葉を使ったものでは,たとえば「ナラティヴ・セラピー(narrative therapy)」「ナラティヴ・ベイスト・メディスン(narrative-based medicine:物語と対話に基づく医療)」などがある.どうしてこのナラティヴが,医療や看護分野において注目され広がってきたのか,それを考える上で,「ナラティヴ」に関する大きな3つの流れについてみていく必要がある.1つ目はナラティヴ・セラピーの流れ,2つ目は,クラインマンに代表される医療人類学の流れ,そして3つ目は,医学におけるナラティヴ・ベイスト・メディスンの流れである.

ナラティヴ・セラピーは,家族療法から発展した新しい臨床実践である.セラピストとクライアントが共同で,新しい自己物語(self-narrative)を構成していく実践[8]と定義されている.ナラティヴ・セラピーでは,病いは物語の形で存在し,治癒や回復も物語のなんらかの変更として捉えられるという認識である.物語は常に変化する可能性をもっており,語るたびに語りなおされ,また別の物語へと変わっていく可能性があると考える.ナラティヴ・セラピーの背景には,次々節で詳しく述べる「言葉が世界をつくる」という社会構成主義の考え方がある.ナラティヴ・セラピーの特徴の1つに,人は物語を生きる存在であるという物語的世界観がある.病いという現象を,「物語」として捉え,その物語はその人の内的な物語ではなく,その人をとりまく社会,文脈,歴史,言語を通した社会的相互交流によって編み出されたものであると考える.また聞き手に対しては,語り手の経験に対して「無知の姿勢」をとる立場を重視している.セラピストは,患者の生きる世界について何も知らないという無知の

姿勢を取ることで，相手の物語を尊重し，相手の物語を知りたいという姿勢が，新たな物語を引きだし，いまだ語られることのなかった物語が語られるとき，セラピストとクライアントの共同作業としての新しい物語が生まれる可能性が開けると考える．

『病いの語り』でクラインマンは，慢性的な病気を抱えた人の語りからその人の経験を理解しようとしている[9]．これは医療人類学分野の民族誌的アプローチの流れである．クラインマンは「疾患（disease）」とは根本的に異なる意味をもつ用語として，「病い（illness）」を用いている．「疾患」は治療を行う医療者側からみた現実である．一方，「病い」は本人やその家族が困難な状況や障害を受け止めて反応し，それとともに生きる経験のことであり一般化できず多様なものである．医療専門家が外側からカテゴリ化する「疾患」と，患者やその周囲の人々が内側から経験する「病い」を分けて考える必要性を提示している．「病い」というのは，さまざまな要因に影響されながら，個人によっていろいろな意味づけをされて経験される．このように病いの意味や病いの経験に着目するのがクラインマンの考えである．さらにクラインマンは，「説明モデル」というものを提唱している[10]．この説明モデルというのは，ある特定の病いのエピソードについて，患者，医師などが抱く考えのことであり，それぞれが病気というできごとを自分なりに意味づけ，説明することを意味している．自分の体験を意味づける図式ともいえる．医療現場においては，医師の説明モデルと患者の説明モデルが存在している．医師には医師なりのその疾患に関する説明モデルがあるが，それだけが普遍的な事実ではなく，患者を病いの専門家として尊重し，医学的な疾患概念や治療法もあくまでも1つの医療者側の物語として捉えることが重要になる[11]．こうすることによって，医学という医療者が属している価値観に向き合い，異文化としての患者の価値観をより深く理解しようとするものと言える[12]．

1990年代に登場したエビデンス・ベイスド・メディスン（evidence-based medicine：EBM：科学的根拠に基づく医療）は，医療界に大きな影響を与えてきた[13]．近代医学は，まさに生物医学モデルである．つまり，病気を疾患として捉え，患者は診断され治療される対象，病態生理や治療理論には唯一の正しいものがあり，疾患や医療上の問題は原則として原因と結果という因果論で説明できるもの，患者との対話はあくまでも治療ではなく，患者を診断したり治療したりするための手段であると考えてきた[14]．一方，そういった考え方に対して，ナラティヴ・ベイスト・メディスンは，病いは患者の人生という大きな物語のなかで展開する1つの物語であるとみなし，患者を対象ではなく物語の語り手，主体として捉える．また医学的な疾患概念や治療法はあくまでも1つの医療者側の物語であり，治療とは両者の物語をすり合わせる中から新たな物語を創り出していくプロセスであると考えるような医療[15]と定義される．

このように「ナラティヴ」という言葉が，患者の主観的な病いの物語という文脈で，医療のなかで用いられるようになっていったのである．医療現場に「ナラティヴ」という考え方をもち込むことは，身体の健康だけではなく，患者の全体的な健康にアプローチしようとする方法と考えられよう．

3. ナラティヴ的思考へのパラダイム転換

「ナラティヴ」に注目したアプローチは，対人援助にかかわる領域での人に対する接近法として，有用性があると考えられている．今まで述べてきたナラティヴへの関心をふまえ，その背景には何があるのか，さらに考えてみたい．

私たち医療者は科学的な思考様式に慣れ親しんでいる．科学的な思考様式というのは，複数の異なる考えがあるとき，正しい考えは1つであり，なんらかの実証的な手段を用いることで真実に到達できるというものである．これは論理実証モードとよばれている[16]．つまりこの論理実証モードでは，「これが事実かどうか？」「事実経過は脈絡に沿っているか？」という問い方がなされ，そうであるのか，もしくはそうでないのか，二者択一の世界となる．

それに対するのが，ナラティヴ・モード（物語モード）である．ナラティヴ・モードは，複数の考え方それぞれは多様性をもった1つの物語であるとする思考様式である．語り手と聞き手の相互行為の文脈で，経験がどのように組織化され，意味づけられていくのか，物語の語りのプロセスそのものを重視する．言うまでもなく，ナラティヴ・アプローチはまさにこのナラティヴ・モードである．私たちが日ごろ慣れ親しんでいる論理実証モードの「ある」か「なし」かという異なった2つの原理であらゆるものを説明しようとする二元論ではなく，1人ひとりの人生の固有性・個別性・生きることの現実を捉えていこうとするパラダイム，つまり支配的であった物の考え方や認識の枠組みからの転換が背景にある[17]．

このように，対人援助にかかわる領域において，対象となる人を定量的に数量化する手法ではなく，一方向的な因果関係の図式を壊し，とくに1人ひとりの経験を意味づける行為を扱うことにナラティヴ論の特徴がある[18]．

このように「ナラティヴ」に注目すること，「ナラティヴ的思考は，従来のものの見方を根本的に変革しようとするもの」であることがわかるだろう．

4. 言葉が世界をつくる

先に示したように，このナラティヴ・アプローチの考え方は，社会構成主義の影響を受けている．ある現実に対して，そのことを説明するために言葉が生まれると考える人は多いだろう．しかし，社会構成主義の考え方はむしろその逆なのである．つまり，言葉で表現し説明することによって，現実が生まれるという考え方なのである．

社会構成主義は，現実は社会的に構成されるという『現実の社会的構成』[19]を1つの出発点としている．人は自分のもつ認識の枠組みや知識を使って現実を理解する．現実でくり広げられている社会現象，事実や実態，意味とは，すべて人々の感情や意識の中で作り上げられたものであり，それを離れては存在しないとするものである．

社会構成主義と「ナラティヴ」の関係を考えてみると，社会構成主義は，現実が言

語的共同作業によって構成されるという前提に立っている．そしてナラティヴ・アプローチは，現実がナラティヴという形式となんらかの関係をもつという前提に立っている．現実とは客観的に存在するものではなく，人々の言語によって構成されたものと考える[20]．

たとえば，ある人ががんになったとしよう．医師からその人にがんであることが伝えられると，伝えられる前と伝えられた後では，その人の客観的な状態，生物学的な状態は別に変化していないが，その人の生きている世界は変わる．それはがんという言葉によって変化したと考えられ，このように言葉というのは，私たちの生きている世界に大きくかかわっており，こういう言葉の世界を考えるとき，「ナラティヴ」は重要な意味をもってくる．患者がどのくらいの年代の人で，男性か女性か，さまざまな状況により，どのように伝えるか，声の調子，表情，話す順序なども異なってこよう．がんであると伝えられた患者である聞き手にとっても，それをどのように受けとるのか，そこから広がる世界は人さまざまである．

こういった社会構成主義の考え方は，現実というものが何かを私たちに再び考えさせるものであり，言葉というものがいかに重要で，私たちの生きている世界を作り出しているのかを気づかせてくれる．

5. 看護領域におけるナラティヴ・アプローチ

看護領域でも，ナラティヴへの関心は高まっている．前述したナラティヴ・ベイスト・メディスンが注目される中，ナラティヴ・ベイスト・ナーシング（語りをベースにした看護）という表現も使われるようになった．家族看護におけるナラティヴ・セラピーや[21]，ナラティヴ・アプローチの実践についての研究[22]，遷延性意識障害の患者と看護師とのかかわりを現象学的に分析した研究[23]，母親が妊娠・出産・育児にまつわる経験を語りのなかでどのように意味づけているかに関する研究[24]，がんの再発・転移を告知され永久的なストーマを造設した患者と看護師の間でのナラティヴ・アプローチの試み[25]，精神科看護における語りの可能性[26]などがある．

医科学技術の高度化と科学的な知の探究のなかで，看護師には高度な知識と確かな技術が求められ，より客観的な指標やデータに基づいたアセスメントが重視される傾向がある．しかし，看護における質的研究法に関心が向けられて久しく，看護実践がくり広げられる場における質的なものが注目されている．看護実践を考えるとき，1人ひとりの患者がどのような人生を生き，社会的文脈の中でどう生きているのかという患者の個別性はとても重要である．看護師は，患者をまるごと捉える，ありのままを捉える，そういった表現を使うことも多い．

医学におけるエビデンス・ベイスト・メディスンとナラティヴ・ベイスト・メディスンの関係のように，両者どちらも重要である．看護実践を考えてみれば，エビデンス・ベイスト・ナーシングとナラティヴの両者によって成り立っている．エビデンス・ベイスト・ナーシングに基づいて診断し治療計画をたて，ナラティヴによって臨

床実践における現実の意味を理解しようとする．この2つをつなぎ合わせた形が必要なのである[27]．その人にとっての病い，看護ケア，患者の人生，あるいは看護する側の人生，こういうものすべては「ナラティヴ」である．

6. 医療倫理分野でのナラティヴ・アプローチ

　医療倫理分野においても，ナラティヴ・アプローチに関心が集まってきた[28,29]．「A. 従来の臨床倫理におけるアプローチ」のところで述べたように，医療倫理や臨床倫理においては，手順をふみ，系統的にケースを分析する手法がよく用いられてきた．そういう中で，患者とケアする者の位置をできるだけ近づけ，1人ひとりの人生の物語を尊重する．そして人々が生きている中でのさまざまな経験から人生の意味は生じていると捉え，正しいことやよいことを決めるのは，文脈，文化，時間であると考えるようなナラティヴ・アプローチの重要性が指摘されてきた[30]．

　看護実践の倫理を考えるとき，ポストモダンいわゆる近代主義以降においては，ナラティヴに基づいた関係性の倫理という視点にシフトしてきている[31]．医療倫理におけるケーススタディが豊かであるためには，ケースは実際の人生さながらに描かれ，多義的な表現を含んだ物語である必要があるという，ケースの提示のしかたそのものについてナラティヴの重要性も考えられている[32]．

　わが国において「ナラティヴ」に注目した医療倫理学の「方法論」を模索する試みもある[33]．医療倫理においてナラティヴ・アプローチを活用する意義として，事例に対する多角的な視点を得ることができ，また相対化を促すことが指摘されている[34]．複数の物語が併存しているからこそ，当事者の間での物語の不調和がおき，倫理的課題が生じているという視点を提起している．そういう物語の不調和があるなかで，当事者にとってそれぞれ受け入れがたいシナリオは何か，受け入れられるシナリオは何かを検討していく試みを提示している[35]．

C ナラティヴに注目することでみえてくるもの

　本書のⅡ章で「ナラティヴ」に注目してケースを提示してきたが，これらを通してどのようなことがみえてくるのか，どのような意味があるのか，本章の最後にまとめておきたい．

1. かかわりあう人々の物語と価値観の明瞭化

　Ⅱ章の各ケースの「プロフィールと経過」だけを見ていると，登場してくる人物がどのようなことを考えているのかがあまりみえてこない．しかし，かかわりあう人々が1人称で語ることによって，それぞれが何を考え，何を思い，何を大切にしたいの

かがより明瞭化されていく．さらにその思いの背景には，何が隠されているのだろうか，ということまで私たちは思いを馳せることができる．

看護実践における倫理を考えるとき，かかわりあう人々の考えや価値を明確にすることの重要性は今まで言われてきたことであるし，さまざまな検討シートでもその点を明確にしようとしている．

このように1人称でのナラティヴを考えることによって，それぞれに物語があることに改めて気づかされることだろう．患者の物語だけがあるのではなく，看護師の物語，医師の物語，家族の物語，そういった1人ひとりの物語が存在し，語り手の物語として尊重する姿勢がまず重要であることに気づかされる．また，看護師が考えていた患者の物語は，まさに患者の人生の一部にすぎず，それぞれの物語が交錯しあいながら，常に新しい物語がつむぎ出されていくのである．このような見方は，看護ケアを提供する対象者への理解を促すことになろう．

2. 看護師自身の潜在意識が浮き彫りになる

本書で試みた1人称でナラティヴを書くというアプローチは，看護師自身が書いてみるという手法を取っている．本来ならば，患者自身が語る，家族が語る，そういったことをもってして，"患者の語り"，"家族の語り"というだろう．よって，ここで示されている"患者のナラティヴ"は，患者自身が語ったことを記述しているわけではない．看護師自身が，患者とのかかわりを通して，患者がどのような語りをするのか考えて書いてもらっている．今回試みたアプローチは，看護実践をしている「看護師自身」が，自分の看護実践を記述することによって，自らの内面における対話を促し，自己を見つめなおすことにつながると考えている．

1人称で「語る」ことによって，看護師自身の主観的な理解が明らかになると同時に，どのように患者や家族，同僚とかかわりをもってきたのか，どのように患者や家族の状況を捉えているのかが，当然患者の語りや家族の語りに反映されていく．

看護師自身，日常では意識していないこと，あえて表現してこなかったこと，表現しにくかったことが，自分のナラティヴを書いてみる，患者のナラティヴを考えてみる，家族のナラティヴを考えてみることで浮き彫りになってくるだろう．まさに，自己を発見していく作業とも言えよう．自分がどうしてそう感じるのか，そう考える背景には何があるのか，そういった潜在意識が，1人称で書くことによってより明瞭化してくるのである．

3. 看護師の倫理的感受性を育み，認識を変えることにつながる

先述したように本書では，看護師が自分自身，患者，家族，医師，同僚看護師など，その人の身になって，ナラティヴを書いてみるというアプローチを取ってきた．自分自身のナラティヴを書くというのは，日常の実践でよく行われていることではない

が，自らの看護実践をあえて記述することを通して，自分がどのように考え，何を思っていたのかをふりかえり，自分の考えに影響を及ぼしているものを内省し，自己と対話することになるだろう．

また，患者をはじめとして，他のかかわりあう人々のナラティヴを書いてみることを通して，どのような言葉で，どのようなことが語られうるのかを，その人の身になって考えることにつながり，今までみえてこなかったことや，認識できなかったことに気づくきっかけになるだろう．自分がいかに専門職としての立場からでしか患者を捉えていなかったかにも気づくはずである．「ナラティヴ」を書くという行為を通して，人の思いや他者との関係性がより明瞭になってくる．

このように本書で試みたアプローチを取ることによって，看護師自身の倫理的感受性を育み，認識を変化させるきっかけになる．

4. 物語のズレや対立する思考様式の明確化

医療倫理や臨床倫理においては，何かが決定される場面，つまり意思決定場面が焦点になり，どのように倫理的意思決定を導くかが議論されることは多い．意思決定場面というのは，私たちにとって，問題として捉えるのにわかりやすかったり，たとえば治療を中止するか否かとか，劇的な場面であったりするので注目されることが多い．しかし倫理的課題は意思決定場面のみに生じるものではないし，それ以外のところでもさまざまに生じていることも本書のケースで示してきたつもりである．

本書で試みたアプローチを通じて，とくに何かを決定しなければならないような場面において，患者，家族，看護師，医師の物語のズレが明確化するのが明らかになっただろう．先述の「医療倫理分野でのナラティヴ・アプローチ」でも説明したとおり，倫理的問題を物語の不調和として捉えることができる[36]．さらに，どうしてそういう物語のズレが生じてしまっているのかを考えるとき，それぞれがもつ思考が関連してくることもみえてきた．それぞれの「ナラティヴ」を大切にして考えていく場合，それぞれの物語はそれぞれ大切であり，その人がそう考える背景にはどのような思考が隠されているのか，そういったことを理解しようとすることが大切になってくる．どのような原則が対立しているかとか，どちらが優先すべき物語であるかとか，どういう妥協点を見出せばよいのかといった捉え方は適切ではない．どちらも1つの思考様式にすぎず，問題はむしろ対立させてしまう思考様式なのである[37]．どのような思考の下に，対立が生まれてしまっているのかをみていくことで，それ以外の可能性や選択肢にも目が向けられることになる．

このような意味において，個々のナラティヴを注目することによって，倫理的課題すなわち，どういったところで個々の物語がズレているのか，またそのズレは何に影響されているのかが明瞭化する．

5. 同じ事実や状況を,それぞれの視点に立って捉えなおすことの重要性

　臨床で遭遇する1つひとつの場面を取ってみても,看護師自身からみえている,理解している事実や状況が,必ずしも患者,家族,同僚が同じようにみえて,理解しているとは言えない.人と人のかかわりあう場面において,それぞれの人の立場や視点に立って,本書ではそれぞれのナラティヴを書くことを通して,みえている事実や状況が,それぞれにとってはどのようにみえていくのかを明確にすることができたと考えている.

　友達や家族との日常の会話を思い浮かべてみてほしい.他者が言った言葉1つひとつ,一字一句たがわず,すべて覚えているだろうか.よっぽど正確に覚えておこうとしない限り,そんなことは無理である.そのときに覚えているのは,印象的な言葉やフレーズであり,そのときの相手の表情やしぐさ,全体から受ける印象とともに,それらが記憶されていくのである.本書のケースでも,医師から患者の病状や今後の治療について詳しい説明がなされている場面があったことを思い出してほしい.患者は医師が話したこと,すべてをもらさず覚えているわけではない,そのときの医師の表情やしぐさ,声のトーン,そのようなことが印象に残りながら,気になった言葉やフレーズが残っていく.そういった意味において,医療者側の使った言葉が患者や家族に,どのように捉えられているのかをみていくことは重要である.語り手が聞き手にどのように語ったのか,どのような言葉を用いたのかは,すなわちそのことが相手にさまざまな影響を与えていること,かつ,その人の物語の形成や展開に影響を与えていくことになるのである.

6. 組織や管理上の問題もみえやすくなる

　Ⅱ章の6つのケースを通して,ケースが展開されている病院や病棟,訪問看護ステーションなどの組織の問題や管理上の問題が浮き彫りになってきた.詳細はⅥ章にゆずり,ここでは簡単に述べたい.これは個々のスタッフが1人称で語る,患者や家族が1人称で語ることを通して,よりみえやすくなったと考えている.看護師が同僚や上司に「言えない」「言わない」,そういった思考やふるまいがいくつかのケースでみられたことを,皆さんも記憶に残っているだろう.「ナラティヴ」に注目することで,どうして看護師がこういった思考をしてしまうのか,どうしてそういう行動に看護師をとどまらせてしまうのか,そういった背景を考えるよう,私たちに訴えかけるものである.

　当然ながら病院のトップや病棟の管理職が有する価値観は,その病院や病棟で働く人々の考え方に大きな影響を及ぼすものである.本書で提示したケースの看護師が有する価値観は,病院や病棟の管理職の考え方,また病棟の先輩看護師の考え方,そういったものに影響を受けながら形作られているといえる.それに左右され,影響を受

けながら，どう思考し，どうふるまうかが決められていくのである．その思考やふるまいをどう変化させていくのか，別の考え方や選択肢はないかどうか，考えていくことが重要であり，そのためには，個々の看護師の思考やふるまいをみていくことも重要であるが，さらにそれに影響を及ぼしている病院や病棟自体が共有している既存の価値観を捉え，それをどのように変化させていくのかがカギになろう．

引用文献

1) ビーチャム TL, チルドレス JM：生命医学倫理，第3版（永安幸正，立木教夫監訳），73-344頁，成文堂，1997
2) フライ ST：倫理の学派．看護実践の倫理，第3版（片田範子訳）31-33頁，日本看護協会出版会，2010
3) 服部健司，伊東隆雄：補論1 医療倫理の四原則とその問題点．医療倫理学のABC．第2版，250-256頁，メヂカルフレンド社，2012
4) Jonsen AR, Siegler M, Winslade WJ：臨床倫理学における倫理的決定のための実践的なアプローチ．臨床倫理学（赤林朗，蔵田伸雄，児玉聡監訳），第5版，13頁，新興医学出版，2006
5) 小西恵美子：倫理的意思決定のステップと事例検討．看護学テキストNiCE看護倫理；よい看護・よい看護師への道しるべ，119-127頁，南江堂，2009
6) 石垣靖子，清水哲郎：臨床倫理検討シートの使い方．臨床倫理ベーシックレッスン，54-66頁，日本看護協会出版会，2012
7) やまだようこ：〔発達段階論の過去・現在・未来〕「発達」と「発達段階」を問う；生涯発達とナラティヴ論の視点から．発達心理学研究 **22**（4）：418-427，2011
8) 野口裕二：臨床のナラティヴ．ナラティヴの臨床社会学，22頁，勁草書房，2005
9) A. クラインマン：病いの語り；慢性の病いをめぐる臨床人類学（江口重幸・五木田紳・上野豪志訳），誠信書房，1996
10) 前掲9），157-158頁．
11) 斎藤清二，岸本寛史：ナラティブ・ベイスト・メディスンとは何か．ナラティブ・ベイスト・メディスンの実践，27-28頁，金剛出版，2003
12) 辻内琢也：民族セクター医療をめぐるナラティヴ．ナラティヴと医療（江口重幸，斎藤清二，野村直樹編），130頁，金剛出版，2006
13) トリシャ・グリーンハル，ブライアン・ハーウィッツ：ナラティブ・ベイスト・メディスン（斎藤清二，山本和利，岸本寛史監訳），金剛出版，2001
14) 斎藤清二：NBMとは何か．医療におけるナラティヴとエビデンス；対立から調和へ，74-75頁，遠見書房，2012
15) 前掲14），113頁
16) Bruner J：二つの思考様式．可能世界の心理（Bruner J；田中一彦訳），16-73頁，みすず書房，1998
17) 吉村雅世・紙野雪香・森岡正芳：ナラティヴ・アプローチの特徴と看護における視点；複数の学問領域における比較．日本保健医療行動科学会年報 **21**：225頁，2006
18) 前掲7），423頁
19) Berger PL et al：日常世界の現実．日常世界の構成（Berger PL et al；山口節郎訳），32-47頁，新曜社，1977
20) 前掲8），15-32頁
21) ロレイン・M. ライト，ウェンディ・L. ワトソン，ジャニス・M. ベル：ビリーフ家族看護実践の新たなパラダイム（杉下知子監訳），259-298頁，日本看護協会出版会，2002

22) 紙野雪香：臨床看護におけるナラティヴ・アプローチの実践；"あなた" と "わたし" の協働. N：ナラティヴとケア **3**：35-42, 2012
23) 西村ユミ：看護経験の語り. 語りかける身体；看護ケアの現象学, 59-146頁, ゆみる出版, 2001
24) 川村千恵子, 石原あや, 森圭子：育児経験のある助産師によるナラティヴ・アプローチ；母親の妊娠・出産・育児にまつわる体験の『語り』の意味づけ. 日本保健医療行動科学会年報 **24**：117-133, 2009
25) 松原康美, 遠藤恵美子：がん再発・転移を告知され, 永久的ストーマを造設した患者と看護師で行うナラティヴ・アプローチの効果. 日本がん看護学会誌 **19**（1）：33-42, 2005
26) 松澤和正：精神科看護のための物語；臨床民族誌的思考と記憶. ナラティヴと医療（江口重幸, 斉藤清二, 野村直樹編), 186-201, 金剛出版, 2006
27) 野口裕二：ナラティヴ・アプローチとは何か, その臨床. 北海道医療大学看護福祉学部の講演・シンポから. ベストナース **16**（10）：52-57頁, 2005.
28) Murray TH：What Do We Mean by "Narrative ethics"?, Stories and Their Limits (Hilde Lindemann Nelson ed), Routledge, New York, 1997
29) Howard B：Story of Sickness 2nd ed, Oxford University Press, New York, 2002
30) Charon R：ナラティブ・メディスンの生命倫理. ナラティブ・メディスン（斎藤清二・岸本寛史・宮田靖志ほか訳), 302-308頁, 医学書院, 2012
31) Gadow S：Relational narrative；the postmodern turn in nursing ethics. Sch Inq Nurs Pract **13**（1）：57-70, 1999
32) 服部健司：医療倫理学ケースの物語論. 生命倫理 **19**（1）：112-119, 2009
33) 宮坂道夫：医療倫理の方法論としての物語論. ナラティヴと医療（江口重幸, 斎藤清二, 野村直樹編), 82-92頁, 金剛出版, 2006
34) 宮坂道夫：三つの方法論. 医療倫理学の方法；原則・手順・ナラティヴ, 第2版, 64頁, 医学書院, 2011
35) 前掲34), 64-68頁
36) 前掲34), 64-67頁
37) 野口裕二：物語としてのケア. 物語としてのケア；ナラティヴ・アプローチの世界, 199頁, 医学書院, 2010

V章 看護実践にナラティヴを活用しよう

A ナラティヴのちから

　私たちの生活は，家庭や学校，職場で，また買い物や旅行先などあらゆる場所で，言葉を交わしたり，書かれたものを読んだりすることで成り立っている．文字も含め言語によって社会的な営みがなされているのであり，人間社会において言語がいかに重要であるかがわかる．日常的な友人や家族とのけんかといった個人レベルだけでなく，国際紛争といった国家レベルであっても，つまるところ言葉によって互いの思いを伝え合う「対話」によって解決されたり，悪化したりする．私たちの現実は言語によって作られているのである．

　言語のなかでも，私たちが注目するのは電化製品の取扱説明書や制度の申請手続きなど，誰が読んでも同じように伝わる一般的な伝達目的の言語ではなく，「ナラティヴ（語り，物語）」である．私たちは，マニュアルでは感動しないが，友人の身の上話などにはひき込まれ感情を揺さぶられる．それは，誰でもない目の前の語り手である特定の人の経験の話であり，語る人の筋書きに基づく思いを伝えるメッセージだからである．聞き手は友人の身の上話に真剣に聞き入り，ときに涙しながら共感する．それから自分の体験を交えて，励ますかもしれない．そのことは友人を元気にし，そのことがときに新たな人生の方向転換につながるかもしれない．

　このように，ナラティヴには，人（聞き手）をひきつけ，真剣にかかわらせるちからがある．そのナラティヴのやり取りとしての対話は，その人の認識を変え，生活や人生さえ変えるちからをもっている．それが国際紛争にかかわる対話であれば国家レベルで人々の暮らしを変えるちからがあることになる．看護師は，患者や家族との対話を通して，患者や家族の不安を軽減したり，患者のリハビリへの意欲を高めることができる．看護師のナラティヴも看護の対象となる人々の生活と人生にかかわり変えていくちからをもっているのであり，それはケアそのものである[1]．

　Ⅰ章で述べたように，ナラティヴには語り手から「語られたもの」と語り手の「語

るという行為」の2つの意味がある．「語られたもの」には変化しつつある現実そのものが描かれるとともに，語り手の筋書きによるストーリーという語り手の現実の解釈，あるいは意味づけが示されている．また語り手の「語る行為」は，メッセージを対象としての聞き手に伝え，語り手をとりまく現実に働きかける積極的な行為である．この現実とのやり取り，すなわち「対話」によって現実は作られていく．このようなナラティヴを活用して，特定の現象や人々がある状況や経験を意味づける行為やその行為にどのような意味があるのかを扱う方法がナラティヴ・アプローチであり，そのことで対象理解を促進し，倫理的感受性を高めることが期待される．さらに，ナラティヴ・アプローチは，ナラティヴを語る対象を尊重する態度や当事者の視点からの共感，当事者と新たなナラティヴをともに作り出す行為まで含めたナラティヴ能力（competence）を育むとされる[2]．

B 自分のナラティヴを書いてみる

　看護師は，対象となる患者や家族，人々の健康と安寧のために，すべきことを判断しながら日々実践していることから，看護実践そのものが倫理的実践とされる[3]．看護師が患者や家族，人々のためにどうすべきか，どうあるべきか思い悩んだとき，それは倫理が必要な状況を示している．このような状況には，かかわっている人々の間で現状に関する認識のずれ（価値の対立）があることがほとんどである．看護師は日々の活動において，「あれでよかったのだろうか」「よくないと思ったけれどどうしようもできなくてつらかった」「迷った」といった「割り切れなさ」を経験していることだろう．これらは複数の判断基準（価値）が競合し，どう判断したらよいか苦しむ倫理的ジレンマの状況を示している．そして看護師の直面する倫理的ジレンマの多くは，患者の胃ろうの造設や施設入所など，看護の対象となる人々の生命や生活，人生にかかわっているのである．

　このような「困った」「迷った」「割り切れない」経験について，「私は……」で始まる1人称のナラティヴを書いてみることである．現実は刻々と変化するが，その連続体から切り取った「困った」「迷った」「割り切れなさ」を感じた場面には，そのときの自分の思い，関係者の思いがあり，その状況に関連した職場で暗黙裡に共有されている根拠のないルールや職種による権力構造，スタッフへの支援体制の不備などの組織的・社会的要因が凝縮されている．これらの状況を記述することにより，その状況に関連している人々の思い（価値）とそれらの対立の構図，その状況にかかわる組織的問題・社会的要因について，事実関係を理解することができるだろう．

　自身のナラティヴを書く際には，相手が理解しやすいように「筋書き」，すなわち自分が考えるところの構成に基づいて登場人物を設定し，展開していくことになる．それは自らの経験のふりかえりにより，「割り切れない」思いを感じたのはなぜなのか，その背景について自分なりに解釈した内容である．このことで，自分の心の奥底にあ

る潜在意識，自分の思考パターンなどに気づくことができる．さらに，その状況にかかわった人々のナラティヴを書くことで，その人たちがそのときにとった行動はなぜか，どのような思いが背景にあるのか捉えようとすることにつながり，実際にそれに気づくことができるだろう．Ⅳ章でも述べたように，看護師自身がナラティヴを書く行為は自己を見つめなおす作業であり，看護師自身の主観的な理解をうながすものである．ナラティヴを書くことが自身との対話となり，自身のナラティヴの再構成につながる．

　実際には，看護師は医療者として，3人称で客観的に言語化する教育は受けているが，「私」を主語とした1人称で書く経験はないかもしれない．だから書くことはむずかしいし時間がかかると思う．また多忙な業務の中で，そのような機会を設けることはむずかしいかもしれない．さらに「割り切れない」思いの状況を1人称で書くということは，自身の行為をふりかえりその意味を考えるプロセスであるので，自身のパターン化された考えや行為，患者の尊重よりも自身のルーチンワークを優先するなど，自身の問題となる潜在的な意識に向き合わなければならない．けれどぜひやってみてほしい．それは，専門職としてよりよい看護実践を行うためである．よりよい看護実践とは，与えられた仕事をきちんとこなすだけではない．よりよい看護実践とは，看護の対象となる人々のために，その人が真に望んでいるものを見抜いて，それに近づくために支援するケアリング[4]の実践である．ケアリングはまさに人間の尊厳を尊重する道徳的態度に基づく行為である[5]．重要なのは結果としての行為の総体ではなく，看護師がどのような意図や配慮でケアを実践しているのか，その態度であろう．質の高い看護実践とは新たな看護スキルやテクノロジーを導入することではなく，看護実践を行う局面において，1つひとつの看護行為をいかに行うのかその道徳的態度にあると思う．日々のルーチンワークとして「業務をこなす」のか，患者のために患者自身が望んでいるものを捉えようとし，それに沿うように努力するのか．このような，ケア場面において患者の尊厳が守られているかを感じ取ることができる感受性と，患者の意思を尊重してケアをしようとする態度を育むことにおいて，看護師のナラティヴは大切であり，このことが看護師の専門職としてのアイデンティティを形成するとされている[5]．

　自分のナラティヴを書く時，ナラティヴを語る相手は自分自身である．自身との対話によって，自身や関係者の思い，組織の制度的な問題などに気づき，自身のナラティヴを新たに作り変えることができる．自身の看護実践をよりよいものに変えていくことになり，それはすなわち看護の対象となる人々の安寧につながるのである．

C　患者や家族のナラティヴを書いてみる

　「看護師がもっとも患者のそばにいて患者のことをいちばんよくわかっている」とよく耳にする．物理的に，また時間的に，医療者の中では看護師は相対的に多く患者の

そばにいるのかもしれない．しかしそのことで「いちばんよくわかっている」とまでは言えないだろう．

　前項において，「私」を主語にしたナラティヴを書くことで「割り切れない」と感じる状況において，関係する人々の思いや対立の構図が理解できると述べた．看護の対象となる人々をより理解するためには，患者や家族のナラティヴを書いてみることである．患者や家族は看護師が経験できない病やつらい境遇を生きている専門家であり，その専門家から学ぶのである．

　困ったり，悩んだり，割り切れないといった状況にある関係者，中でも患者や家族の立場でナラティヴを書くことは，そういった人々のその場面でのふるまいを思い出し，それをもたらした思いや感情に思いをめぐらせることになる．それは看護の対象となる人々の表現されていない真の思いを追求しようとする行為である．患者や家族の経験を疑似体験し，患者や家族の理解につながる．自身がもつステレオタイプな患者像が揺らぎ，誰でもない自身とかかわる「人として」その人を捉えることができるようになる．

　日常実践において，看護の対象となる人々の真の思いをつかむのは容易なことではない．ついついルーチンの業務に流されてしまう．割り切れず，思い迷った事例については，患者や家族のナラティヴを書いてみることで患者や家族の真の思いをつかむことができるかもしれない．また，看護師の言動が患者や家族にいかに影響するのか，患者や家族が看護師に望むこともわかるかもしれない．本書では事例提供者に看護師としての自分だけではなく，患者や家族のナラティヴも書くよう依頼した．6つの臨床ケースにみるように，事例提供者である看護師たちは，患者や家族の背景や思いを深く読み解いたナラティヴを書いている．看護師には患者や家族の思いをとらえ，理解するちからがあるのだ．

　このように，看護の対象となる人々の行為には意味があることを認識できれば，その後の看護実践において，看護師が患者や家族に関心を寄せるようになり，十分かかわりを持ったり，行為をよく観察して真の思いやなぜその行為に至ったかという背景を考えるようになることが期待できる．これは前述したケアリングであり，道徳的態度である．患者や家族に対する「人として尊重する姿勢」を学ぶことになる．また，患者や家族だけでなく，その場面にかかわった医師や同僚など関係者のナラティヴも書いてみることで，それぞれの立場を理解でき，患者や家族のためにいかに協働できるかがみえてくるかもしれない．いずれの場合もよりよい看護実践につながることが期待できる．

　患者や家族のナラティヴを書くことも，看護師の自らとの対話である．そのことにより看護の対象となる人々を理解する手がかりをつかみ，患者や家族のために，患者や家族を尊重したケアをすることに動機づけられたとしたら，明日あなたは今日とは異なる思いや態度で患者のベッドサイドにいることができるかもしれない．

D グループによるナラティヴ・アプローチ

1. グループによるナラティヴ・アプローチの意義

　ここまで，看護師自身の看護実践と看護の対象者やその関係者のナラティヴを書くことについて述べてきた．これも，ナラティヴの視点から人がある状況を意味づける行為や，その行為にどのような意味があるのかを扱うナラティヴ・アプローチである．しかし，これは自身で書くナラティヴであり，自身との対話による方法であった．

　グループでナラティヴを活用する場合は，グループメンバーの書いたナラティヴか，グループメンバー以外が書いたナラティヴを使用することが多く，自分が書いたナラティヴではない場合が多い．さらに，自身の看護実践や患者・家族のナラティヴを書く行為は，自身との対話であったが，グループでのナラティヴ・アプローチでは，メンバーは同職種の同僚であったり，同じ所属施設（病院や訪問看護ステーションなど）の他職種，あるいは所属の異なる他職種で構成される．また，研修形態によっては，今まで全く面識のなかったメンバーで構成されるかもしれない．

　このように多様なメンバーで構成されるグループで，事例としてのナラティヴを検討して対話する（個々のグループメンバーの発言もナラティヴである）ことにどのような意義があるのだろうか．

　1つ目は，ナラティヴについて多様な見方を出し合うことにより，ナラティヴによってみえてきた倫理的課題が生じている状況について，より多角的で深い理解が得られるということである．倫理的課題についての対応の選択肢は無数にある．メンバー間の対話によって，新たなナラティヴを作りあげることができるだろう．すなわち倫理的課題が生じている状況について，多様な可能性のある選択肢が見出され，よりよい対応につながる可能性が高まる．

　2つ目は，他者の見解を聞くことによって，同じ現象について多様な見方があることを理解し，他職種などグループメンバーの考え方や思考パターンなどについて理解が深まるということである．このことで，参加メンバーの視野が広がり，それぞれの役割を深く理解することが期待できるし，他者とともに考えることで，自分1人で悩むよりもよりよい実践のためのアイデアが見出せることに気づくことができる．

　3つ目は，他者との見方の比較により，自身の価値観や思考パターンをよりいっそう理解できるということである．

　4つ目は，メンバー間で意見の共通点や違いをすり合わせ，互いの理解を深めながら対話を進めるプロセスでは，グループメンバーはともにナラティヴの行方を作りあげる共同体である．このことを通して，メンバーは他者と協働するスキルを学ぶことができ，今後の業務を協働して効果的に行うことができるようになるかもしれない．

このように，グループによるナラティヴ・アプローチには多くの意義がある．そのなかにはナラティヴを検討して対応策を考えることも含まれるが，それよりも他者理解と倫理的感受性を高めることに重点がおかれる場合が多い．

2. グループによるナラティヴ・アプローチの進め方のポイント

グループによるナラティヴ・アプローチにはさまざまな方法がある．もっとも一般的なのは，事例として提示されたナラティヴについて，「何を感じるか？」「どう思うか？」「それはなぜか？」を話し合い，次いで「どのようにすればよいと考えるか？」「自分にはどんな役割があるか？」などについて話し合うものである．ここで，ナラティヴ・アプローチに使われるナラティヴは，グループメンバーが書いたナラティヴを使ったり[5]，ナラティヴ・アプローチに取り組んでいる人が患者・家族のナラティヴを修正して用いたり，患者の闘病記などを使う場合もある．本書の6つのケースを用いることもできるだろう．

どのナラティヴを用いた場合でも，グループによるナラティヴ・アプローチの場合，グループメンバー間のオープンな対話がもっとも重要である．語り手は自身の意見をわかりやすく聞き手である他のメンバーに伝える．聞き手は語り手の話を真剣に聞き，関心を寄せる．語り手は話すことで，聞き手は聞くことで理解しようとする．ナラティヴについてひき込まれ，何が起きてどうなったのか，意見を出し合い，それらが刺激となってさらに倫理的な解釈や洞察が深まる．グループメンバーの語りだけでなく，しぐさや表情，聞き返す言葉にも注意を向け，知的に情緒的に反応する．ナラティヴの文脈，登場人物の語りや行為の背景にあるものをつかもうとすることである．

グループメンバーは，対等な関係性で協働する責任がある．グループの話し合いにおいてはメンバーが対等な関係性で話し合うこととし，否定的なことや断定的なことは言わないようにすることをルールとする．グループの話し合いで「正解」を得ようとしているのではないし，もともと倫理にはただ一つのこたえがあるわけではない．グループの対話では，ナラティヴの意味を捉え，その筋書きとともに作り出していくことが重要である．

3. グループによるナラティヴ・アプローチの例

　ここで，私たち研究グループが看護職に行っているグループによるナラティヴ・アプローチ[6]について紹介しよう．Guillemin & Gillam[7]のグループによるナラティヴ・アプローチを参考にした．

ナラティヴ・アプローチによる事例検討の概要
a. 目的
　① 現実の看護実践を振り返り，日常実践における倫理の存在を知り関心をもつ
　② 倫理的な洞察を深める
　　・倫理的状況，課題に気づけるようになる
　　・自身の価値観，思考パターンや特徴，および他者の価値観の多様性に気づく
　　・倫理的状況および課題をもたらしている組織的社会的状況・要因に気づく
　③ 専門職としての役割，責務，アイデンティティを認識する

b. 用いる事例
　Guillemin & Gillam[8]のナラティヴ・アプローチでは，グループで検討する事例としてのナラティヴ提供者もグループのメンバーとしてディスカッションすることになっている．しかし，私たちはこのナラティヴ・アプローチによる事例検討をさまざまな看護職の研修の場で使えるものにしたいと考えていた．そのため事例検討のグループメンバーが初対面である場合も想定できたことや，1人称でナラティヴを書くことはむずかしく時間を要すること，またナラティヴの提供者がグループメンバーとして参加した場合，ナラティヴ検討のプロセスが提供者の内面に深くふみ込むことになるため，とりわけ初対面の参加者には適用できないと判断したことから，模擬事例としてナラティヴを用いることにした．看護実践の経験が豊かな大学院生に，日々の実践において，「困った」「迷った」「あれでよかったのかだろうか」と今でも気になっているできごとについて，「私」を主語として，筋書きのある物語を語るつもりで用紙1枚程度に書いてもらい，最後に自分の思いを書いてもらった．その後，事例検討で活用できるよう補足・修正した．

c. 進め方
　Guillemin & Gillam[9]は，ナラティヴ・アプローチにおいて倫理的かかわりのきっかけとなる3種類の質問を示している（**表2**）．ナラティヴのなかで特定の登場人物が省かれている場合には，その背景に潜在的な思いがあることが多いとされ，登場人物がどのように表現されているのか，また表現されていないのかにも注意を向けることの重要性が示されている．また，ナラティヴの一連の流れのなかでできごとを捉えることで，読み手の予測と異なる展開となったときが倫理的に重要なそのときを示すとし

表2 倫理的かかわりのためのきっかけとなる質問例

倫理的課題を特定する質問（Naming questions）
①誰がかかわっているのか？
②問題は何か？ 保健師・看護師は何に困っているのか？
③それぞれが困っていることは，互いにどのように関連しているか？
④法や制度，社会の仕組みはどのように関連しているのか？
⑤関連する倫理原則は何か？

理解を深めるための質問（Sideways-looking questions）
①語り手は，その物語においてどのように配役しているのか？
②誰がストーリーを語っているのか？
③語りの登場人物のうち，誰の声が聞かれないか？ どんな出来事や思いが除かれているか？
④ここでは何が倫理的な問題か，それは誰にとって問題なのか？
⑤語り手が特別な方法で語っている場合，なぜそのような特別の方法で語るのか？
⑥この問題を生じている潜在的な意識・思いは何か？

今後に向けた質問（Forward-looking questions）
①どのようにすべきだろうか？
②この物語は私たちに何を伝えているのか？
③この語りで検討したことを，どのように実践につなげ，倫理的感受性や倫理的マインドフルネス（ethical mindfulness）を高めることができるか？

(Guillemin M, Gillam L：Telling Moments：Everyday Ethics in Health Care, p36-37, 45-57, IP Communications, 2006 を参考に筆者作成)

ている．私たちはこれらの質問の検討に加え，「倫理的状況および課題をもたらしている組織的・社会的状況や要因に気づく」ことができる質問を加えた．実際のグループによるナラティヴ・アプローチの際には，ナラティヴの事例とその読み方，グループディスカッションの際の問いを記載したシートをグループメンバーに配布して，事例を読んでいるとき，およびグループディスカッションの際に確認できるようにした．また，各グループにはファシリテーターを1人配置し，グループによるナラティヴ・アプローチの目的と，先に述べた対等な関係性で話し合うといったグループワークにおけるルールを伝える．そして，グループディスカッションの際の「問い」をくりかえして伝え，ディスカッションを活発に進めるように努めた．

① 読み方

その人の思いに焦点を当てること，表現に着目して思いを察してみること，発言内容に正否はないので，互いに尊重しあい自由に意見交換することを伝えた．

② 問い

「誰がかかわっているか」「事例を読んで気になったところはどこか」「なぜ気になったのか」「なぜそのような事態になったのか私の気持ちを考えよう」「その人物の言葉が少ない，省略されているなど，事例の中でそれぞれの登場人物がどのように表現されているか気を配ってみよう」「この事例にどのような組織や社会の要因（法・制度，文化，専門職の倫理綱領，病院の方針，権力関係など）が関連しているか」などを問いかけてディスカッションをうながした．

③ まとめ

事例検討の終盤のまとめでは,「やってみてどうだったか」「実践でどう役立てられるか」「どう役立てようと思うか」を質問して今後の実践につなげた.

d. グループによるナラティヴ・アプローチの課題

この方法は開発段階であり,グループメンバーによっては倫理的感受性が高まった結果も得られたが,いくつかの課題もある.従来にはない事例検討であるため,何のための事例検討かその目的と,ナラティヴの何を捉え話し合えばよいのか,事例検討のための問いをグループワークの当初からくりかえしグループメンバーに明確に伝え,意識づける必要がある.また,ナラティヴ・アプローチはオープンなディスカッションで洞察を深める方法であるため,グループメンバー間で関係性ができていない場合,率直な意見交換ができにくい.グループメンバーが初対面か,互いに知っているか,グループワークに慣れているか,実践経験が豊かであるかなどの特性に考慮しながら,適宜場を和ませたり,メンバー構成などを考慮する必要がある.

E ナラティヴ・アプローチによる自分の変化を捉えてみよう

ナラティヴを書いてみる,ナラティヴによる事例検討をする,そのことを通して自身やグループメンバーと互いのナラティヴで対話する.ナラティヴ・アプローチを通して,看護師は看護の対象となる人々の行為の意味をつかんで対象を理解するだけではない.ともに現実を作りあげる対話の中で看護師自身が変わるのである.考えてもいなかったような患者や家族,同僚の思いに「はっ」とし,「そうだったんだ」と胸に落ち,明日からどのようにケアをしていこうか思いをめぐらし動機づけられる.事例に対峙して自分と他者と対話する中で看護師の内側に湧き起こる感情や感動は,エンパワーメントの源として非常に重要であるとされる[10].ナラティヴ・アプローチを通して,さらに自身の思考パターンや患者や同僚,ほかの医療者に対する潜在的な思い,自身の看護に対する思いにも気づいていく.

ナラティヴ・アプローチを通して,看護の対象となる人々や共に働く医療者に対する思い,自分のケアや看護,自分自身に対する思いはどのようなものか,どのように変わったのかふりかえってみよう.このことが自身の看護に対する態度や看護師としての自分(アイデンティティ)について考え,育む機会となるだろう.

引用文献

1) 大久保功子:看護学とナラティヴ.ナラティヴ・アプローチ(野口裕二編), 33-121頁,勁草書房, 2009
2) 足立智孝:倫理的意思決定のためのナラティヴ・アプローチ.日本看護倫理学会誌**5**(1): 103-106, 2013

3) Fry ST, Johnstone MJ：International Council of Nurses. Ethics in Nursing Practice：A Guide to Ethical Decision Making, 3rd ed, Wiley Blackwell, pp. 5-66, 2008
4) 和泉成子：ケアリング．看護学テキスト NiCE 看護倫理；よい看護・よい看護師への道しるべ（小西恵美子編），62-65 頁，南江堂，2008
5) Gastmans C：Care as a moral attitude in nursing. Nurs Ethics **6**（3）：214-223, 1999
6) 麻原きよみ，小林真朝，小西恵美子ほか：地域看護における体系的倫理教育ラダーの開発と評価　平成 19 年度～平成 22 年度科学研究費補助金基盤研究(B)　研究成果報告書，2011
7) Guillemin M, Gillam L：Telling Moments：Everyday Ethics in Health Care, IP Communications, 2006
8) 前掲 7），29-40 頁
9) 前掲 7），35-40 頁
10) 小西恵美子，麻原きよみ，小野若菜子ほか：ケーススタディー；枠組みを使わないアプローチと対話．日本看護倫理学会誌 **5**（1）：28-33, 2013

VI章
環境に働きかけるナラティヴのちから

Ⅱ章の6つの臨床ケースのナラティヴによって，語り手の潜在的な思いが理解できただけでなく，それぞれのナラティヴの局面に同僚の看護師や医師，看護管理者との関係性，相談できない病棟の雰囲気や明確でない病院の方針といった組織的な問題，社会規範などの社会的要因が関連していることがみえてきた．これらの組織的問題や社会的要因が変わらない限り，同様の状況がくりかえされることになる．ナラティヴにみられる組織的問題・社会的要因を意識してとらえる必要があるだろう．これらが改善されれば，継続して質の高い保健医療サービスを提供することができる．そのためにナラティヴを活用することができるだろう．互いのナラティヴを組織の関係者で共有し，対話することによって倫理的状況が生じやすい現実を作り変えることができる．

ナラティヴによって普段はみえにくい組織的問題・社会的要因が明らかにできること，さらに関係者間の対話によって組織の問題を改善できる可能性があることはナラティヴの大きなちからである．

A 6つの臨床ケースのナラティヴにみられる組織的問題・社会的要因

6つの臨床ケースに見られる組織的問題・社会的要因についてみてみよう．

ケース1では，経験の浅い田中看護師に自分は未熟だと思わせてしまう先輩看護師の態度，病棟内で相談できない雰囲気，医師の権威の容認など病棟内の問題があった．

ケース2でも，患者の治療についてチームで共有されておらず，病棟内で患者や家族の治療やケアについて話し合える雰囲気がなく，経験の浅い福森看護師を孤立させてしまっていた．

ケース3では，病棟内の看護師や医師がターミナル期の患者像はこういうものだとステレオタイプに縛られ，妻の混乱と疑念をチームとして取り上げて理解し，対応しようとしていない．大島看護師は妻の思いに気づきながらも何もできずにいる．

ケース4では，訪問看護2年目の小林看護師の力不足を小規模組織である訪問看護ステーションの上司に責められてしまうと語っており，小林看護師は看護師としての自信を失い，救いをどこにも求めることができないでいる．また在宅という場の現状として医療機関や医師不足といった社会資源の不足と，組織が異なる専門職が連携してケアを行うむずかしさなど社会的な問題を呈している．

ケース5では，病院の方針やスタッフ支援の体制を整備しないままトップダウンでことを進めようとする院長と，無関心でお任せ姿勢をとる看護部長という組織とトップの管理者の問題を示している．病棟管理者として責任感の強い松下師長は，機能しない組織管理者の下で，どうやってスタッフの安全を守るのか苦しい状況に追い込まれている．

ケース6は，実習病院と看護学校間で学生実習の目的と内容が共有されておらず，実習体制が不十分である．その中で，看護師からも教員からも尊重されていない弱い立場の看護学生が描かれており，この状況がさらに看護学生の受け持ち患者の状態に悪影響を及ぼすという結末をみせている．

これらに共通するのは，看護師の倫理的ジレンマの状況を作り出す病院や病棟，訪問看護ステーションなどの組織や職場の環境である．病棟といった職場においてチームで話し合うとか，先輩や上司が相談に乗るなどの支援体制がなく，個々の看護師が個々の業務をこなせればそれでよしとする組織文化がみえてくる．それらは看護師たちの行為を規定し，とりわけ経験年数が浅く，技術が未熟な看護師が患者・家族への思いを優先しようとすればするほど孤立する状況を招いている．医師の権威を容認する関係構造や組織文化も，病棟などの職場のチームで協働して患者や家族を支援する体制作りをすることによって変わっていくだろう．しかしどのナラティヴにもこのような職場の支援体制を整備することに責任がある看護管理者の姿はみられない．

B 倫理的実践を支援する環境を作る

ケース1，2，4に登場する特に経験の浅い看護師は，患者や家族を考え尊重しようとするが，それを受け入れない雰囲気の職場で「自分は未熟だ，能力がないんだ」「口出しできない」「どうすることもできない」とあきらめてしまう．患者や家族のことを尊重し，その意向に沿おうとする思いが強ければ強い看護師ほど，職場や組織の制約の中でジレンマを感じ，自分には能力がないからできないんだと思い，しかたないとあきらめてしまう．このような「正しい行いと認識してもそれができないときに生じるのが道徳的悩み（moral distress）」と言われ，仕事満足度を低下させ，離職につながる可能性も指摘されている[1]．

しかし，これは看護師一個人の能力の問題ではない．さまざまな人々がかかわり，組織的問題や社会的要因が複雑に絡み合った倫理的な状況は，専門的な知識・技術だけで解決できるものではなく，正解や明快な回答があるものではない．専門職として

の行為についての責任はもちろん各専門職にあるが，最終的に患者のケアの責任は組織にある．重要なのは，対象者にとって，その時・その場で最善の判断を行い支援できることであり，皆で話し合って検討し，よりよい支援を行うことができる職場環境こそが重要なのである．

倫理的な課題について支援を考えたり，決めるときに影響する組織の状態や要因は，倫理的環境（ethical climate あるいは ethical environment）と言われる[1-4]．倫理的環境がよいと看護師の倫理的悩みが軽減[5,6]，仕事満足度やモチベーションを高め[7]，離職をとどまらせることに関連したとの報告[2]がある．とりわけ，悩みを相談しやすい職場の雰囲気や同僚からの支援が必要である[8]とされる．そして，そのような職場環境作りには看護管理者の役割が重要である[9]．看護管理者は，スタッフが相談しやすい雰囲気や相談できる体制づくり，事例検討の場の確保など職場環境整備の役割がある．また，患者や家族を尊重した最善の治療やケアをチームで協働して実施できるよう，病棟の体制や組織文化作りを行う役割もあるだろう．院長，看護部長など組織の管理者は，病院の方針をスタッフにきちんと伝え，スタッフ支援のための体制整備を優先させなければならない．

一方で，看護師個人においても，日頃から対象者と関係作りを行うこと，看護の対象となる人々の真の思いを見出すかかわりをしていく必要がある．倫理的ジレンマの状況をそのままにしたり，あるいは「どうせできない」とあきらめないことである．

専門職である看護師は対象者の健康と安寧をあきらめるわけにいかない．困ったり悩んでいる状況を先輩や上司に相談する，他職種に相談し話し合う，事例検討会の題材とするなどのアクションを起こすことも大切である．

C よりよい倫理的環境を作るためにナラティヴを活用する

6つの臨床ケースにもみられたように，日頃の看護実践の中で看護師が「困った」「割り切れない」と感じる場面には，その状況に関連する，あるいはその状況を生じさせる組織的問題・社会的要因が関係している場合が多い．看護師が「困った」「割り切れない」思いを抱いた場面のナラティヴを事例として職場の同僚，医師，看護管理者など職場のメンバーと話し合ったとすれば，たとえばターミナル期の患者・家族への一律の対応が暗黙のうちにスタッフ間で共有されている，職種による権力構造がある，経験年数が少ない看護師への支援体制がない，あるいは医師や先輩看護師に相談できる雰囲気にないといった職場の問題がみえてくるだろう．メンバーはそれに気づき共有することができる．そしてこの問題について，各メンバーが自身の意見（個々のナラティヴ）を交換して対話することにより，この問題に関する互いの思いを理解でき，相互の意向のずれにも気づくことができるだろう．また，このような組織的問題にどのように対応したらよいかについて対話できれば，それ自体が問題解決への糸

口となる．さらにこれらの対話によって，メンバーは患者・家族のために協働することを再認識して共有できるだろう．専門職としての行為についての責任は各専門職にあるが，最終的に患者や家族の治療や看護の責任は組織にあり，特定の看護師が抱えこむことではない．患者や家族にとって，その時・その場で最善の判断を行い支援するためには，皆で話し合って検討できる職場環境こそが重要であることに気づくことができるだろう．このことは経験の浅い看護師の助けにもなる．このように，職場内での対話の機会を設けること自体がよりよい倫理的環境を作ることにつながると考えられる．

引用文献

1) Schluter J, Winch S, Holzhauser K et al：Nurses' moral sensitivity and hospital ethical climate：a literature review. Nurs Ethics **15**（3）：304-321, 2008
2) Hart SE：Hospital ethical climates and registered nurses' turnover intentions. J Nurs Scholarsh **37**（2）：173-177, 2005
3) McDaniel C：Development and psychometric properties of the Ethics Environment Questionnaire. Med Care **35**（9）：901-914, 1997
4) Olson LL：Hospital nurses' perceptions of the ethical climate of their work setting. Image J Nurs Sch **30**（4）：345-349, 1998
5) Corley MC, Minick P, Elswick RK et al：Nurse moral distress and ethical work environment. Nurs Ethics **12**（4）：381-390, 2005
6) Pauly B, Varcoe C, Storch J et al：Registered nurses' perceptions of moral distress and ethical climate. Nurs Ethics **16**（5）：561-573, 2009
7) Leino-Kilpi H, Suominen T, Mäkelä M et al：Organizational ethics in Finnish intensive care units：staff perceptions. Nurs Ethics **9**（2）：126-136, 2002
8) Gutierrez KM：Critical care nurses' perceptions of and responses to moral distress. Dimens Crit Care Nurs **24**（5）：229-241, 2005
9) McDaniel C：Ethical environment：reports of practicing nurses. Nurs Clin North Am **33**（2）：363-372, 1998

索引

■ 和文

あ
アイデンティティ　113

い
意思決定場面　90, 100
意味づける行為　4
医療人類学　94

え
エビデンス　5
エンド・オブ・ライフケア　71

お
オープンな対話　110

か
学生の倫理的感受性　53
語られたもの　106
語り　4, 93
語り手と聞き手の関係性　94
語る行為　106
価値　106
価値観　3
価値の対立　106
関係者間の対話　115
関係者のナラティヴ　108
看護管理者　116, 117
看護管理者の役割　117
看護業務基準　47
看護実践における倫理　3
看護実践の倫理　98
看護師のナラティヴ　107
患者や家族のナラティヴ　108
感情　113
感動　113

き
協働　108, 109, 110, 118

く
クラインマン　94
グループによるナラティヴ・アプローチ　110, 112
グループの話し合い　110
グループメンバー　110

け
ケアリング　107, 108
系統的な手順に基づくアプローチ　90
原則に基づくアプローチ　89

こ
行為における意味　4
行為の意味　113
公正・正義の原則　89

し
時間　98
思考のプロセス　91
自身との対話　107
疾患　95
自分のナラティヴ　106, 107
社会構成主義　4
社会的要因　106, 115, 116, 117
職場環境　117
職場環境作り　117
ジョンセンの4分割表　90
自律尊重の原則　89
ジレンマ　25

す
スタッフ支援のための体制整備　117

せ
成年後見制度　41
説明モデル　95
善行の原則　89
専門職としてのアイデンティティ　107

そ
相互行為　94
相互交流的な語り　4
組織的問題　106, 115, 116, 117
組織の問題　115
組織文化　116, 117

た
代理人　41
代理判断　25
対話　105, 106, 108, 113, 115, 117, 118
他者理解　110

ち
チルドレス　89

と
道徳規範　2
道徳的態度　107, 108
道徳的悩み　116
闘病記　110

な

ナラティヴ　*1, 4, 93, 105*
ナラティヴ・アプローチ
　4, 5, 93, 98, 106, 109, 113
ナラティヴ・アプローチによる事例検討　*111*
ナラティヴ・セラピー　*94*
ナラティヴに基づいた関係性の倫理　*98*
ナラティヴ能力　*106*
ナラティヴ・ベイスト・メディスン　*94, 95*
ナラティヴ・ライティング　*5*

の

ノン・バーバル　*93*

ひ

ビーチャム　*89*

ふ

プロセスの共有化　*91*
文化　*98*
文脈　*98*

ほ

本人の最善の利益　*25*

む

無危害の原則　*89*
無知の姿勢　*94*

も

物語　*4*
物語的世界観　*94*
物語と対話に基づく医療　*94*
物語の不調和　*100*
問題解決指向型　*5*

や

病い　*95*

よ

よい行い　*3*
よりよい看護実践　*107*

ら

ライフスタイル　*3*

り

臨床倫理の事例検討法　*90*
倫理　*2*
倫理的課題
　3, 53, 90, 98, 109, 117
倫理的環境　*117, 118*
倫理的感受性　*110*
倫理的実践　*106*
倫理的ジレンマ　*106, 117*
倫理的ジレンマの状況　*116*
倫理的な洞察　*111*

■ 数字

1人称の「ナラティヴ」　*6*
3ステップによる臨床倫理検討シート　*90*
4ステップモデル　*90*
4ステップモデルによる問題解決用紙　*90*
4つの倫理原則　*89*

■ 欧文

C
competence　*106*

D
disease　*95*

E
ethical climate　*117*

ethical environment　*117*
evidence　*5*

G
Guillemin & Gillam　*111*

I
illness　*95*

M
moral distress　*116*

N
narrative　*1*
narrative therapy　*94*
narrative-based medicine　*94*

ナラティヴでみる看護倫理 —6つのケースで感じるちからを育む

2013年12月20日　第1刷発行	編集者　鶴若麻理，麻原きよみ
2018年 4月15日　第2刷発行	発行者　小立鉦彦
	発行所　株式会社 南江堂

〒113-8410 東京都文京区本郷三丁目42番6号
☎(出版)03-3811-7189　(営業)03-3811-7239
ホームページ http://www.nankodo.co.jp/
振替口座 00120-1-149

印刷・製本　三報社印刷
装丁　加藤敏和

© Nankodo Co., Ltd., 2013

定価は表紙に表示してあります．
落丁・乱丁の場合はお取り替えいたします．

Printed and Bound in Japan
ISBN 978-4-524-26736-1

本書の無断複写を禁じます．

JCOPY 〈(社)出版者著作権管理機構 委託出版物〉

本書の無断複写は，著作権法上での例外を除き，禁じられています．複写される場合は，そのつど事前に，(社)出版者著作権管理機構(TEL 03-3513-6969，FAX 03-3513-6979，e-mail: info@jcopy.or.jp)の許諾を得てください．

本書をスキャン，デジタルデータ化するなどの複製を無許諾で行う行為は，著作権法上での限られた例外(「私的使用のための複製」など)を除き禁じられています．大学，病院，企業などにおいて，内部的に業務上使用する目的で上記の行為を行うことは私的使用には該当せず違法です．また私的使用のためであっても，代行業者等の第三者に依頼して上記の行為を行うことは違法です．

南江堂　看護書籍のご案内

病棟に1冊欲しい"疾病の知識とケア"の事典

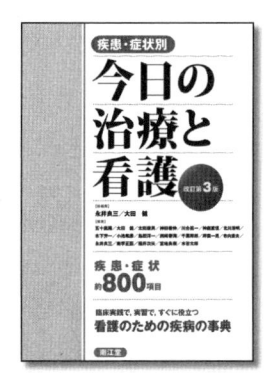

疾患・症状別　今日の治療と看護（改訂第3版）

800項目におよぶ疾患・症状を網羅．臨床実践ですぐに役立つ看護師のための安心の一冊．あらゆる疾患・症状の最新の知見をとりいれ，病気の原因，症状と診断，治療の実際および看護のポイントを第一線の専門医がていねいに解説．「看護が見えるキーワード」も新たに収載．

総編集　永井良三／大田健
A5判・164頁　2013.3.
ISBN978-4-524-26804-7
定価（本体9,000円＋税）

まず押さえてほしい病棟の禁忌．新人臨床研修に最適

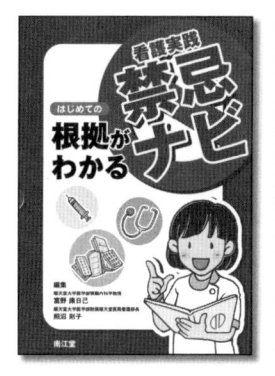

はじめての根拠がわかる　看護実践禁忌ナビ

「ナースのための根拠がわかる医療禁忌セルフチェック」を大幅リニューアルした改訂新版．一般病棟で最低限押さえておきたい禁忌項目を，ナースが行うケア・処置別に構成．各禁忌について，「なぜ禁忌？」「ではどうする？」を丁寧に解説．一般病棟に配属された新人ナースに必携の一冊．

編集　富野康日己／照沼則子
B6判・190頁　2013.4.
ISBN978-4-524-26803-0
定価（本体1,900円＋税）

エキスパートの臨床知と根拠がわかる
侵襲的処置における看護ケアのベストプラクティス

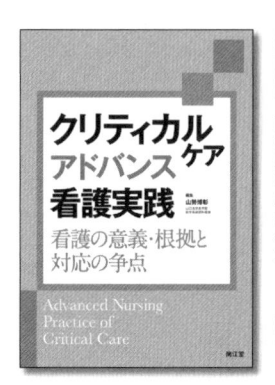

クリティカルケア　アドバンス看護実践
看護の意義・根拠と対応の争点

高度診療技術や侵襲的処置が行われるクリティカルケアにおいて，看護師に求められる技術と知識を，豊富な文献・根拠を基に解説．臨床で対応方法に議論のある「クリニカル・クエスチョン」に，エキスパートが根拠と臨床知をもって「myサジェスチョン」を提示する．

編集　山勢博彰
B5判・310頁　2013.6.
ISBN978-4-524-26829-0
定価（本体3,800円＋税）

ナースが現場でつまずく"くすりの疑問"を即解決

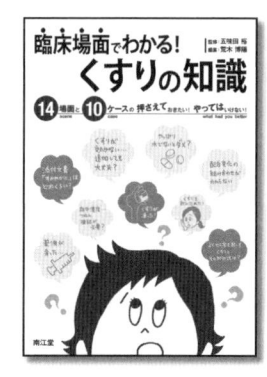

臨床場面でわかる！くすりの知識
14場面と10ケースの押さえておきたい！やってはいけない！

具体的な臨床現場に即してくすりの知識を理解できる実践書．くすりに関する14場面，10ケース，さらにそこから生まれる62の疑問をもとに臨床に生かせるくすりの知識を解説．星印のランクづけによって，禁忌・重要事項を，メリハリをつけて理解できる．"くすりの事典"としても使える．

監修　五味田裕
編集　荒木博陽
B5判・286頁　2013.3.
ISBN978-4-524-26806-1
定価（本体2,800円＋税）

"脳がわからない"がなくなる
脳機能障害の入門書にして最良の実践書

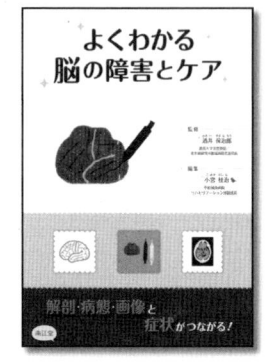

よくわかる　脳の障害とケア
解剖・病態・画像と症状がつながる！

多種多様な脳機能障害の症状を予測しケアに役立てる方法を，「脳の解剖」「脳の病態」「脳の画像」「脳の神経心理症状」から解説．本書を読んで，これらの結びつきを知れば，脳の障害へのケアは劇的に変わる！何十年にもわたる著者の経験が詰まった臨床知の結実．

監修　酒井保治郎
著　小宮桂治
B5判・208頁　2013.3.
ISBN978-4-524-26477-3
定価（本体2,500円＋税）

臨床ナースに勧めたい
看護研究のきっかけと道筋をつかむガイドマップ

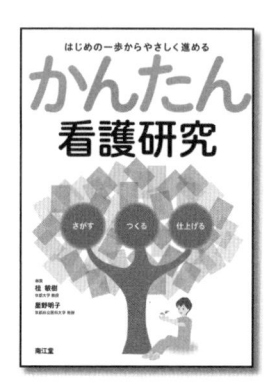

はじめの一歩からやさしく進める　かんたん看護研究

どこから取り組めばよいかわからない，難しくてうまく進められない「看護研究」をどう進めていくか？看護研究をやさしく導き，本書どおりに進めれば効率よく仕上がる，看護研究のガイドブック．看護研究への苦手意識を取り除きたい若手臨床看護師に最適の一冊．

編集　桂敏樹／星野明子
B5判・232頁　2012.12.
ISBN978-4-524-26975-4
定価（本体2,400円＋税）

南江堂　〒113-8410　東京都文京区本郷三丁目42-6　（営業）TEL 03-3811-7239　FAX 03-3811-7230